长 QT 综合征
与
尖端扭转型室性心动过速

Long QT Syndrome & Torsade de Pointes

周金台　编著

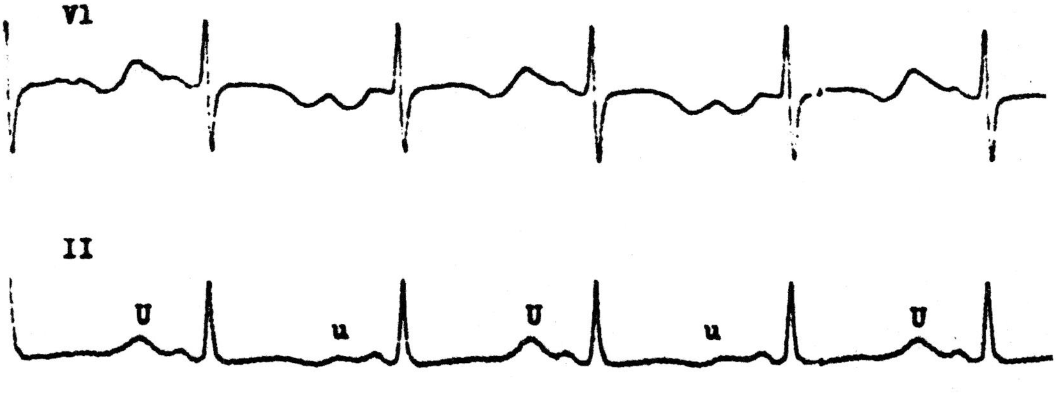

天津科技翻译出版公司

图书在版编目(CIP)数据

长QT综合征与尖端扭转型室性心动过速/周金台编著.
—天津:天津科技翻译出版公司,2008.9
ISBN 978-7-5433-2327-8

Ⅰ.长… Ⅱ.周… Ⅲ.心动过速-诊疗 Ⅳ.R541.7

中国版本图书馆CIP数据核字(2008)第070017号

出　　版:天津科技翻译出版公司
出 版 人:蔡 颢
地　　址:天津市南开区白堤路244号
邮政编码:300192
电　　话:(022)87894896
传　　真:(022)87895650
网　　址:www.tsttpc.com
印　　刷:
发　　行:全国新华书店
版本记录:787×1092　16开本　6.75印张　86千字　配图66幅
2008年9月第1版　2008年9月第1次印刷
定价:35.00元

前　言

长 QT 综合征(LQTS)与尖端扭转型室性心动过速(TdP)是心脏性猝死的重要原因,应引起高度关注。我所遇到的患者中有两例均于 8 岁时因老师提问而引起首次昏厥,频繁发作;女性患者一天发作可高达 5 次,男性患者一天可发作 15 次之多,均由于被误诊为癫痫发作,而未能脱离病痛与危险;男性患者因昏厥抽搐变成植物人达两个月之久,经他母亲精心护理而复苏。所以在儿童和青少年人群中,一旦发现昏厥或昏厥前症状,心脏停跳或心脏猝死,必须引起医护人员对长 QT 综合征的高度警惕,以避免漏诊而得不到及时合理治疗。Schwartz 等(1993)指出 LQTS 未治疗的死亡率很高,昏厥后一年达 20%,10 年达 50%;经长期正确治疗者可降低到 5%以下,他们呼吁要早期确诊和有效治疗。我国 LQTS 注册患者统计资料(Li CL 和 Hu DY 等,2004)表明患者因服用普萘洛尔剂量过小而严重影响疗效,亦指出急需对医师与患者进行教育。Zipes(1991)指出通过长 QT 综合征的研究有利于解决室性心动过速与心室颤动的预防和治疗。Camm 等认为 LQTS 领域研究发展很快,应用先天性 LQTS 模型能解析很多药物引起潜在基因突变携带者 QT 间期延长与心脏猝死的危险,是值得高度重视的问题,并于 2004 年编写《后天获得性长 QT 综合征》一书。我们于 1990 年采用单相动作电位和心电图记录结合程序刺激技术及肾上腺素静滴的方法, 首次阐明家族性长 QT 综合征伴发尖端扭转型室性心动过速起源于同步出现的早期后除极(EAD)与大 U 波(Zhou JT 等,1992)。上述有关诊断和治疗问题激励着我决定结合作者对 LQTS 的临床经验编写本书,并于 2008 年 4 月 27 日在"第二届全国昏厥与心脏猝死预防专题研讨会"上进行重点介绍,目的在于引起临床医师的进一步关注与重视。

这类患者以昏厥与心脏猝死的发病年龄多数较轻和心电图可记录到 QT 间期延长和尖端扭转型室速为特征,所以常可在小儿科、神经科、急症科、普通内科、心脏科及心电图学科就诊检查,一旦得到正确诊断,就有获救希望。

文中有值得参考的地方,亦难免有错误之处,希望医务界同道不吝指正。

天津医科大学总医院心脏内科　周金台医师
E-Mail: jintaizhou@yahoo.com
2008 年 8 月 27 日

编著者简介

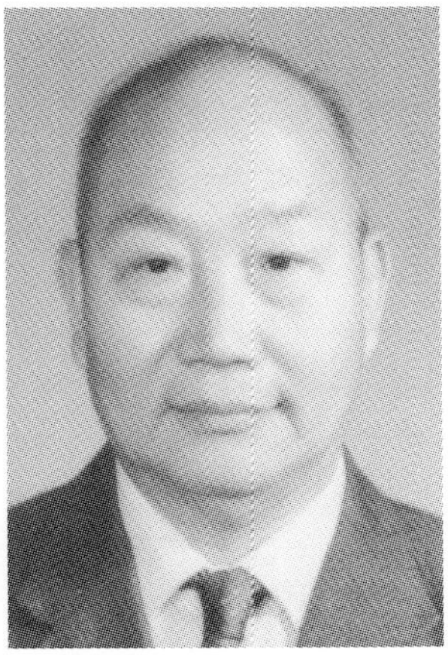

周金台，浙江永康人，第六军医大学医疗系毕业，天津医科大学总医院心脏病学教授，中华医学会第二届心血管病学分会常务委员和第二届天津市心血管病学会副主任委员。天津市心脏电生理与起搏学会第1~3届主任委员，中国心电学学会第2、3届主任委员，国际心脏节律学会(HRS，原名NASPE)高级会员兼研究课题导师；曾于1981~1994年间参与中国生物医学工程学会心脏起搏专业委员会、中国中青年心律失常心电生理与起搏学研究会、中华医学会心电生理与起搏学分会等学会的筹建工作。毕生致力于心脏病学，心脏起搏与电生理学的临床与实验研究。早年担任"心电图与水电平衡"的教学和编写工作，曾系统总结并报告急性心内膜下心肌坏死（中华内科杂志，1958）及失钾性肾病氮钾等平衡研究120天的肾功能与心电图的临床观察(中华医学会广州会议，1964)。

1974年组织天津市有关大学、研究所和工厂等十几个单位研制心脏起搏器，于1976年和1977年分别为患者植入锌汞电池和3种锂电池的心脏起搏器；在国内首先研究成功以锂碘电池为能源的806型VVI心脏起搏器和钢丝指引伞状电极，并成功地应用于临床；在全国科学大会获得"心脏起搏器研制及临床应用重大科研成果奖"，并获得"天津市科技成果二等奖"；1985年完成全密封807型心脏起搏器的研究。1982年在国内首先开展锁骨下静脉穿刺并插入永久性心室和心房电极的导引技术和保留钢丝技术（Chin Med J）。已开展起搏心电图随访临床工作20余年，曾发表起搏器随访系列论文，编译出版《起搏心电图随访》一书。于1982年和1986年相继开展并发表"经食道和心腔电生理学"的系列研究；在国际《J Electrophysiol》(1989，3:426)发表"隐匿性多旁道伴前向性房室结三通道心动过速与直流电消融术"，主编给予很高评价。1990年应用Franz接触电极记录MAP研究氯化铯引起室性心律失常的机制，并在国际上首先阐明家族性长QTU综合征伴发尖端扭转型室速的发病机制与早期后除极有关（PACE ,1992, 15: 2164),获国家科委科技成果证书。在2006年中国心电学论坛资深专家心电学专题讲座上,作“长QT综合征尖端扭转型室速的机制与处理”的专题报告。在国内发表论文百余篇，在国际权威杂志发表全文论著6篇和会议论文摘要20余篇。编写水电酸碱平衡和临床心脏电生理学进展等专著,并参与编写十多部相关专著。多次参加国际学术会议并宣读论文。

1977年天津市科技战线表彰大会授予《心脏起搏器研制与应用》“先进科技工作者”荣誉证书;1992年国务院颁发突出贡献科技专家证书，并享受特殊津贴待遇。1994年中国心功能学会授予“心脏起搏特殊功勋奖”荣誉杯；2002年中华医学会心电生理与起搏学分会授予“对我国心脏电生理和起搏事业做出卓越贡献”的荣誉奖牌。2003年在第一届全国动态心电图研讨会上中华医学会等授予“第三届黄宛心电学奖”的荣誉奖杯与证书,以表彰“50多年来在心电图、心脏电生理和人工心脏起搏器等方面做出巨大贡献”。2006年在第9届中国介入心脏病学论坛会议上,中华医学会授予“中国介入心脏病学终生成就奖”荣誉奖牌。在2008年第十次全国心血管病学术大会上中华医学会授予“第一批中华医学会心血管病学会专家会员(FCSC)”奖牌与证书。

感　谢

这本小册子的出版得到各方面的支持，首先是得到心脏内科主任万征教授及很多医师、护士和技术人员的支持，其中包括对长QT综合征与尖端扭转型室性心动过速患者的检查、诊断、护理和治疗，提供有关资料，还包括我家庭的支持，成为编写本书的基础。我的研究生，现任浙江大学第一医院心脏科副主任郑良荣教授，我院心电学室王志毅主任、李琼和薛丽晶主管技师均为这类患者做过相关的重要工作。第一例就能得到及时诊断和有效治疗与医、护、技人员对某些临床心脏电生理学检查的通力合作是分不开的。还要对华中科技大学协和医院杨钧国教授，西安交通大学第一医院崔长琮教授，北京大学人民医院李翠兰教授和刘文玲教授，阜外医院浦介麟教授提供部分资料和/或为本书校阅部分重要内容，深表谢意。最后，要感谢出版社为本书校阅并顺利出版，使本书提前与读者见面。

本书要点与说明

1．1990 年我们应用心电图和单相动作电位记录技术结合程序刺激和肾上腺素静脉增量点滴方法，阐明家族性长 QT 综合征伴发尖端扭转型室速的发病机制与同步出现的早期后除极和大 U 波有关。

2．2004~2008 年 Antzelevitch、Shimizu 和严干新等进行心脏电生理学、细胞学研究和文献综述，用 LQT1、LQT2 和 LQT3 动物模型阐明 TdP 发生与心室复极离散度增大和交感神经药物作用有关。

3．本书介绍 TdP 和 LQTS 的发生机制；TdP 和 LQTS 的诊断方法；TdP 的紧急处理；全面介绍先天性长 QT 综合征的永久性综合治疗与尖端扭转型室速的预防。

4．本书又为临床诊断提供具体病例及其系列心电图等变化的分析。

5．本书参考文献按照作者的姓名英文字母或汉语拼音字母及其发表年份排序，易于查阅。

6．本书适合于小儿科医师、神经科医师、普通内科医师、急症科医师、心脏内科医师和心电图工作者参阅。

目　录

绪 言

长 QT 综合征表现为心电图 QT 间期延长并可引起尖端扭转型室性心动过速(简称扭转型室速,TdP)而导致昏厥,甚至心脏性猝死。大多数先天性长 QT 综合征是一种跨膜离子通道蛋白疾病，起源于编码跨膜钠或钾离子通道蛋白的基因中的基因突变(Towbin, 2001)。在电生理学上,这些突变减慢内向除极的钠离子流失活或减少外向延迟整流钾离子流而引起早期后除极 (EAD) 幅度增高与心室复极离散度(TDR)增大,是导致长 QT 综合征的临床表现的重要原因 (Grant, 2001; Tristani-Firouzi ,2001)。其诊断依靠临床症状、心电图特征和家族成员的病史。后天获得性长 QT 综合征常有服用特种药物或电解质失衡等病史，可因多个危险因素互相作用而导致 QT 间期延长并可诱发 TdP 的发作(Khan 等, 2002)。

尖端扭转型室性心动过速的特征性心电图表现是 QRS 波尖端沿着等电线扭转,可见于先天性(肾上腺素-依赖性)和后天获得性(间歇-依赖性)长 QT 综合征。两者具有相同的心脏膜缺陷，但其发病因素和/或原因不完全相同，所以其治疗也不完全相同。扭转型室速患者的病情多变,常可恶化并演变为心室颤动与心脏性猝死。

“尖端扭转型室性心动过速”是 20 世纪 60 年代初一位法国心脏病学专家 Franscois Dessertenne 首先命名,并描述为在心电图上具有独特表现的一种多形性心室性心动过速。其后,“尖端扭转型室性心动过速”的临床表现很快被临床医师认识到:它不仅是一种很普通的疾病,而且是一种非常重要的临床综合征。在刚提出这一尖端扭转型室性心动过速的疾病时,就必须与其他类型的室性心动过速做出鉴别诊断。然而在刚提出并描述这一个新病种的当时,做出十分明确的诊断必然会存在不少困难,甚至会引起一些医师的疑问。时至今日,不仅没有人怀疑它作为一个独特的临床综合征存在,而且已成为世界上临床医学与实验室研究的热点之一。

第 一 章
尖端扭转型室性心动过速的心电图特征与命名

一、尖端扭转型室性心动过速的心电图特征

尖端扭转型室性心动过速最主要的心电图特征是其 QRS 综合波的尖端沿着心电图等电线环绕，通常扭转一次包含 5~12 个同一尖端指向的 QRS 综合波。每个周期的 QRS 综合波幅度，形态与间期呈现动态变化而常常可出现像两头尖中间粗大的梭形样外观。最好采用多导联心电图机记录，因为有时具有尖端扭转型室速的 QRS 综合波特征性图形常不能在所有导联上都表现出来。TdP 心率为 150~250 次/分，可达 300 次/分。TdP 的第一心搏配对间期通常为 500~700 ms，或长达800ms，较短的配对间期(400ms)也可偶然见到；这个配对间期通常较为恒定(相反的，多形性室性心动过速的配对间期趋向于稍短，或极短)。因为扭转型室速的发作过程通常是较为短暂的，所以常可自行终止，或甚至于可以未被患者感受到。但是 TdP 可具有快速连续地频繁复发的趋势，所以常可引起昏厥和癫痫样抽搐，并可由 TdP 转变为心室性纤维颤动(VF)而导致心脏性猝死(SCD)(Khan，2002；Coumel，1984)。

二、尖端扭转型室性心动过速的命名：是一个综合征？

Schamaroth(1971)认为对于心脏病学家而言，TdP 仅是一种心电图诊断，它必须伴随一组已知的原因如先天性 QT 间期延长，或应用过特种药物，具有低血钾和心脏阻滞等因素的影响。Krikler(1976)把 TdP 描述成一种综合征，包括心律失常，窦律时 QT 间期延长和低血钾等。Coumel(1984)亦把 TdP 作为一个综合征描述，理由是在发生机制和诊断与治疗方面都不是完全单一的与特异的，其相关的病因与不同的治疗均是综合征的组成要素。Curtis(1991)开门见山地指出：应当抛弃“TdP”的名称，TdP 仅是临床综合征(QT 延长者可称为心室复极延迟综合征）中的一部分。Tzivoni 等(1991)建议保留“TdP”的名称，其理由也是要区别于其他类型的室速，以避免失去警觉而应用延长 QT 间期药物而导致心脏性猝死。目前认为心室跨壁复极离散度增大，EAD 幅度与交感神经兴奋性增高，编码离子通道蛋白的基因突变(包括临床下)都是引起这个综合征的重要机制。

第　二　章
长 QT 综合征与尖端扭转型室性心动过速的发病机制

一、心脏电生理学机制

尖端扭转型室性心动过速可发生于先天性(肾上腺素-依赖性)和后天获得性(间歇-依赖性)长 QT 综合征患者。Jackman 等(1984,1988) 认为这两种长 QT 综合征类型的区别是：决定于是否与交感神经系统功能的相关性。其后,Ben-David 与 Zipes (1988,1990)和 Shimizu(1991,1994)均曾采用单相动作电位(MAP)记录技术分别在氯化铯动物模型与有对照组的 6 例非家族性长 QT 综合征患者的研究进一步证明交感神经系统活动或去甲基肾上腺素应用均可使早期后除极(EAD)幅度增高达到阈电位，进而诱发尖端扭转型室速。图 1 系我院 1 例 LQTS 患者 TdP 发作过程连续记录到的单导联心电图。TdP 的第一个心搏(诱发 TdP 的室早)的配对间期为 520ms, 此间期名为短周长,同一患者这一间期长度常较为恒定 (又名晚发期外收缩), 其长度常比一般多形性室速的配对间期较长,被认为具有一定的临床鉴别诊断意义;此间期之前的周期发生在室性早搏之后,长达 1400ms, 名为长周期(又名代偿间期,或名室早后长间期),引起这个长周期的室性早搏的配对间期为 680ms, 也名为短周期。结果形成“短-长-短顺序”(S-L-S 顺序) 的特征性变化。 El-Sherif 等(1989)对 1 例奎尼丁引起的和 Zhou JT 等(1992)对 1 例家族性长 QT 综合征引起的 LQTS 患者的临床研究发现 TdP 的第一个室性搏动发生在同步出现的 EAD 和大 U 波的顶峰,因而证明了这个室性搏动起源于 EAD 引起的触发活动。 Shimizu 等(1991)认为单相动作电位时程(MAPD90)离散度明显增高可能是在 TdP 的第一个室性早搏被 EAD 触发后 TdP 得以维持的一种折返机制的作用。图 1A、B 为连续记录，显示 TdP 共扭转 10 余次，持续达 39 秒后恢复窦性心律,此时 QTU 间期仍明显延长 (640ms),QTc=688ms,T 波呈切迹样表现。

图 2A 为一例先天性长 QT 综合征的 64 岁女性患者,TdP 的发生属于间歇-依赖性长 QT 综合征,TdP 自发终止后出现 2:1 AV 阻滞(图 2B),在此次发病前 19 个月的一次昏厥发作后也同样记录到 QT 间期延长伴功能性 2:1 AV 阻滞。

Zhou JT 等(1992)报道病例的临床研究显示大 U 波与 EAD 同步出现的现象不仅可发生在间歇-依赖性先天性长 QT 综合征 (短-长-短顺序为特征) 的心电图上(图 3 和图 4);也可发生在窦性心律加速期间的 U 波幅度进行性增大的肾上腺素-依赖性先天性长 QT 综合征(图 5)的同一名患者的心电图上(图 6)。

同一患者在进行静脉输入肾上腺素浓度递增期间发现同步出现的大 U 波和EAD,进一步证明了肾上腺素可以使先天性长 QT 综合征患者出现 QTU 间期显著延长并具有同步出现的大 U 波与 EAD(图 6)。因此,证明在同一患者可以在不同的条件下和在不同时间发作肾上腺素–依赖性尖端扭转型室速和间歇–依赖性尖端扭转型室速的临床表现(Zhou JT 等,1992)。

临床研究表明,心房起搏频率递增达190bpm,然后终止时U波明显增大直立。起搏率增达200bpm时引起QT间期明显延长和大U波,后者引起间歇–依赖性双向性室性心动过速 (图 7)(周金台等,1991)。

郑良荣等(1992)报道以静脉注射氯

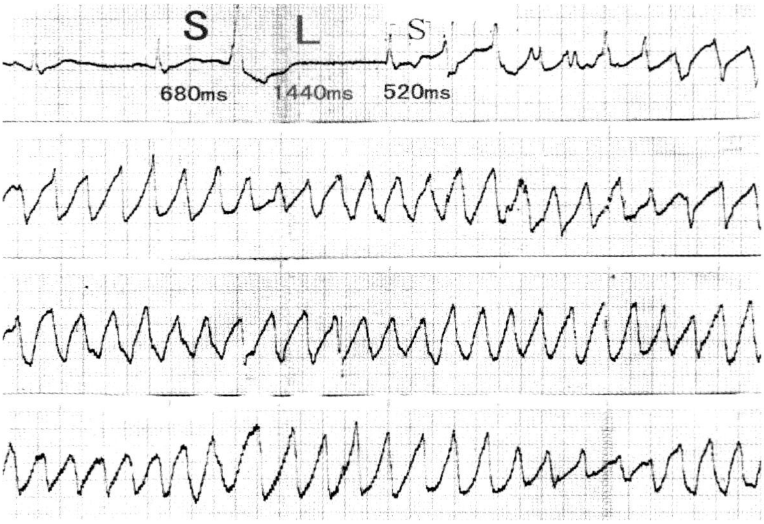

A

图 1A: 尖端扭转型室性心动过速的心电图表现,II 导联连续记录。图显示 S–L–S 顺序的特征,3 个 R–R 间期依次为 680ms、1440ms 和 520ms。

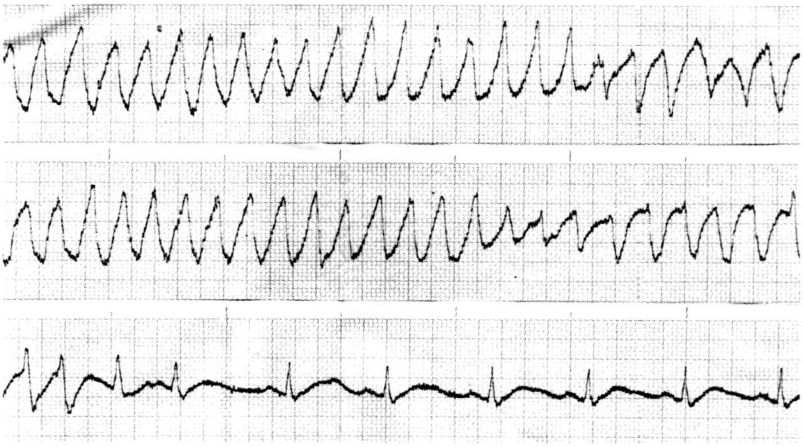

B

图 1B: 系 A 的 II 导联连续记录,尖端扭转型室性心动过速的心电图自发性恢复窦性心律时:QT= 640 ms, QTc = 688ms,T 波呈切迹样变化,可符合 LQTS 的临床表现。

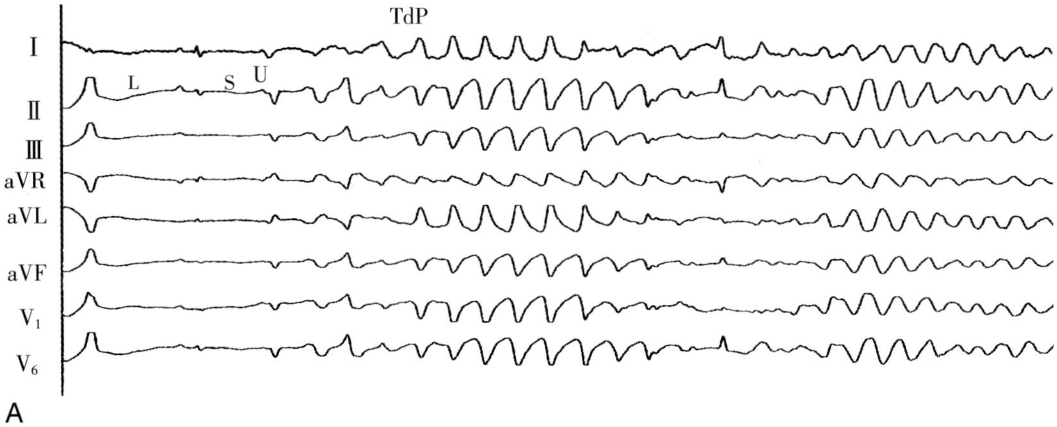

图 2A：短-长-短(S-L-S)顺序引起之尖端扭转型室速的 64 岁女性患者心电图。

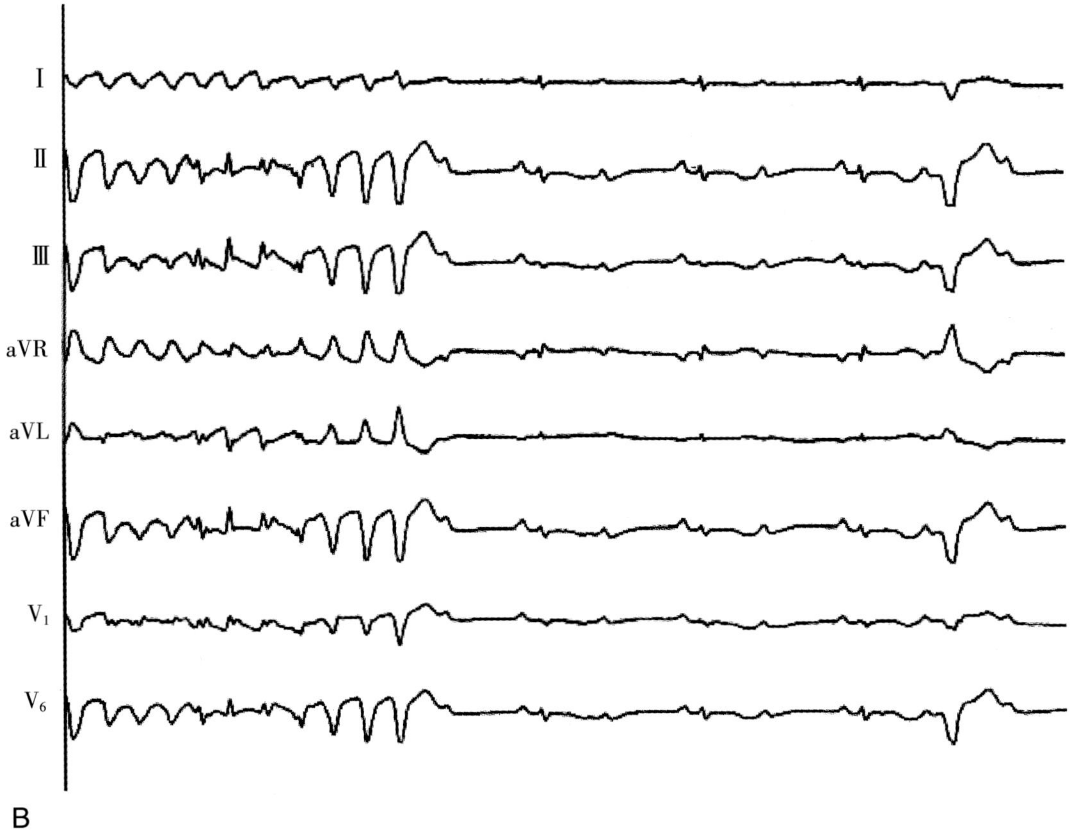

图 2B：TdP 自发终止后立刻出现功能性 2:1 AV 阻滞。

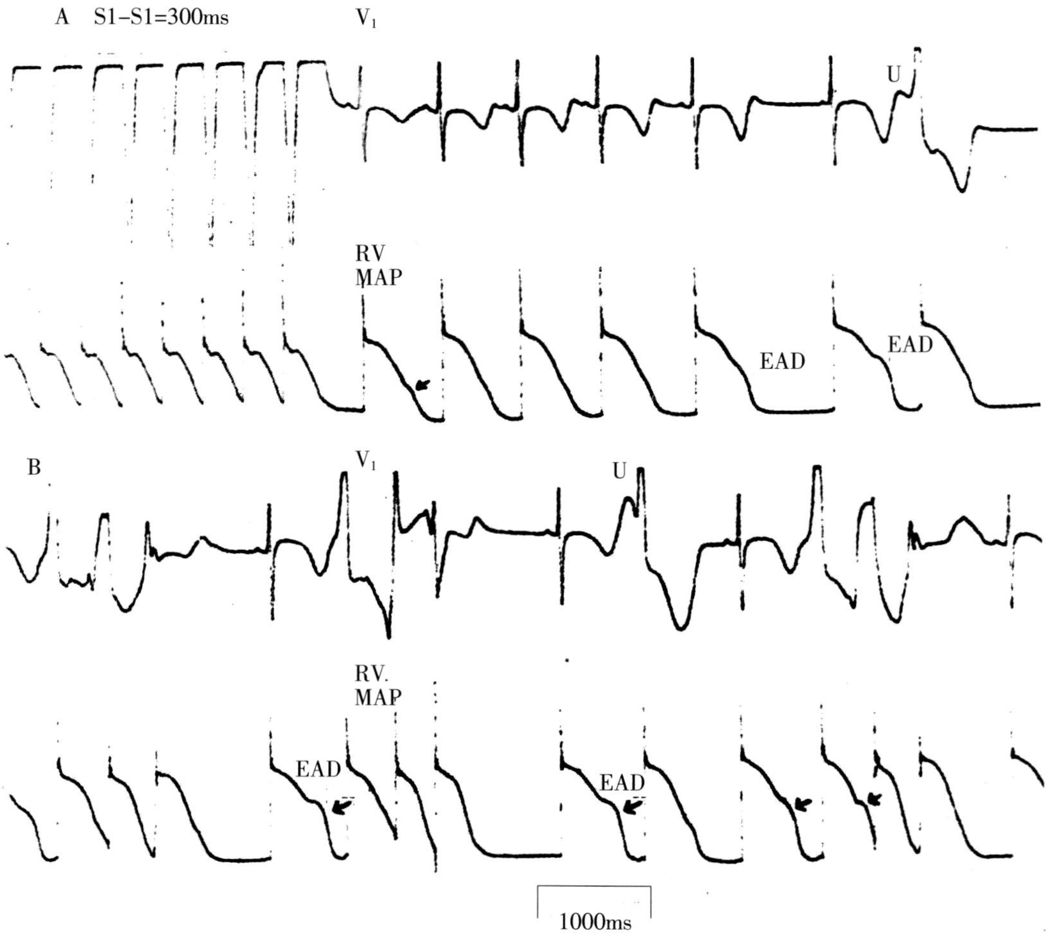

图 3 一名家族性长 QT 综合征的 17岁女性患者，采用 16 个心室脉冲刺激(周长 S1-S1=300ms)后可诱发出继发性间歇后同步出现的早期后除极（EAD）和大 U 波，伴发 2 个和 3 个连发的室性期外收缩(TdP)，其发病表现为 S-L-S 顺序的间歇-依赖性尖端扭转型室速。

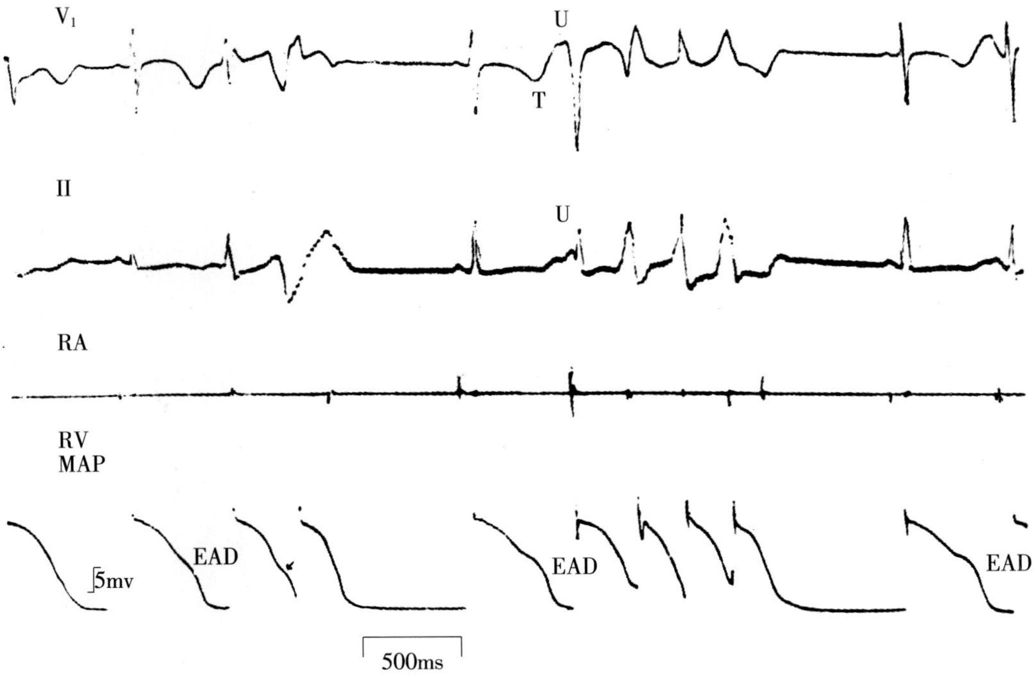

图 4　重复上述心室程序电刺激的方法，同样在停止电刺激后出现继发性 EAD、大 U 波、短暂的尖端扭转型室速。注意 EAD 与大 U 波的同步出现。

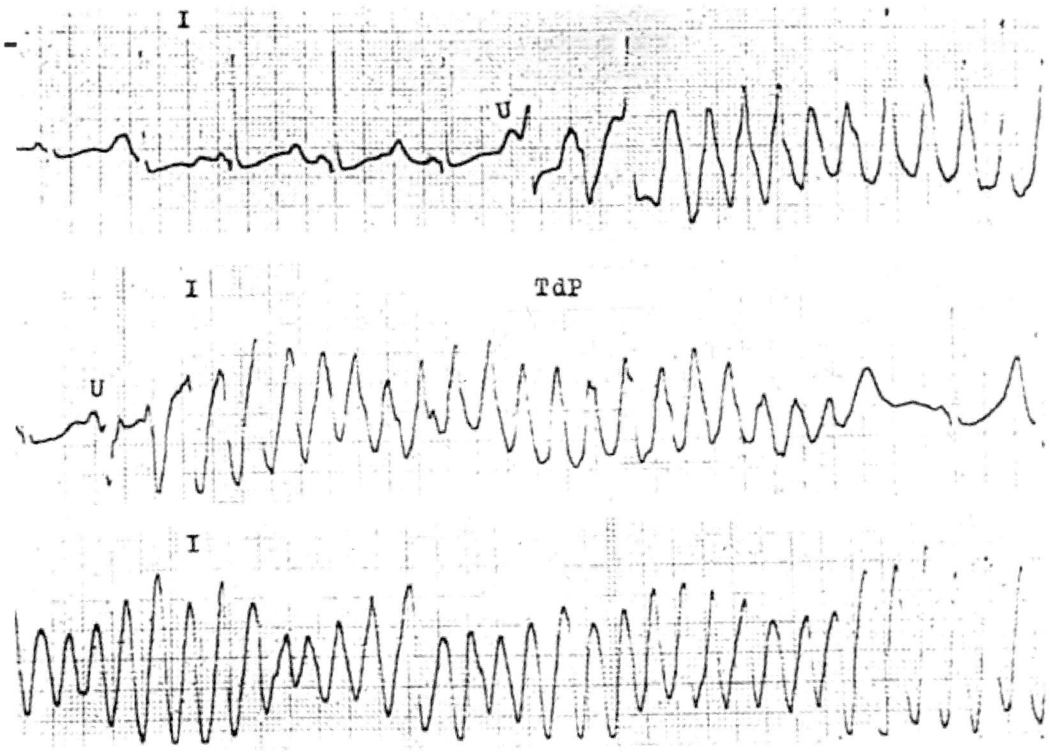

图 5 上条图显示 TdP 的第一个室性早搏是起始于进行性增大的大 U 波顶峰(无长间歇出现)。这是一个典型的肾上腺素-依赖性长 QT 综合征伴发尖端扭转型室速的心电图表现。

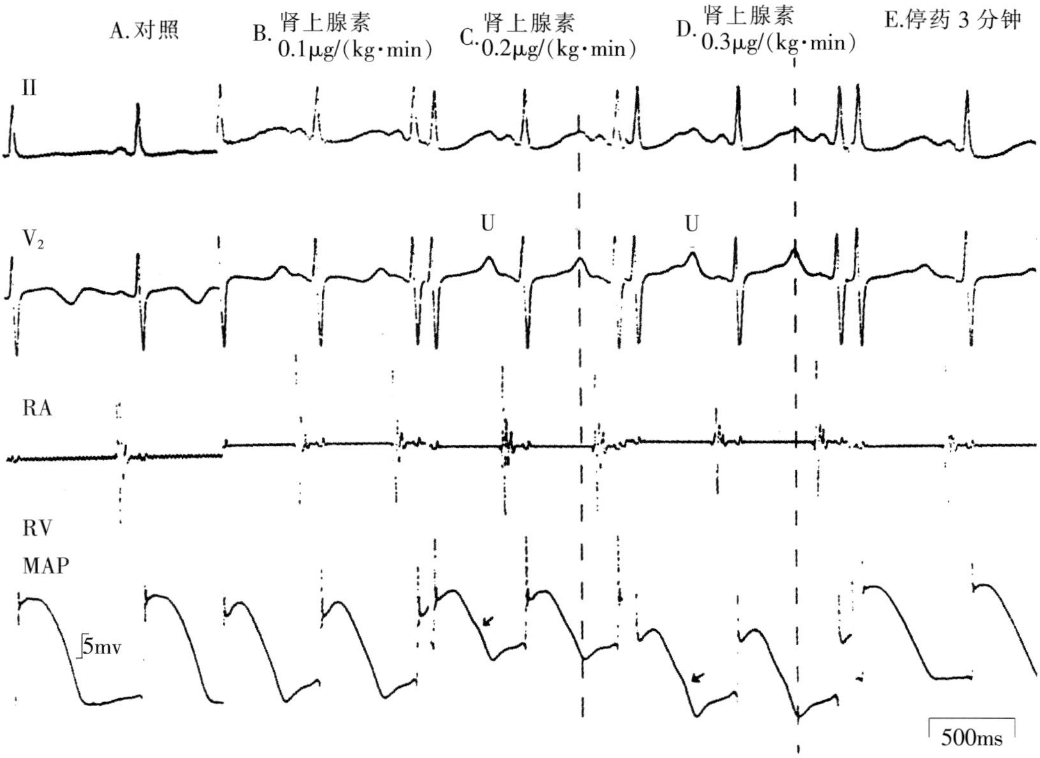

图 6 肾上腺素静脉输液量增至 0.2~0.3μg/(kg·min)时(图中 C 和 D)引起 U 波增大直立,并与早期后除极(EAD)同步出现(箭头)。自上而下为:II、V_2、RA=右房,RVMAP=右室单相动作电位。

化铯建立 QT 延长的室性心律失常模型,EAD 所诱发的室性心动过速的第一个异位室性激动常起自心电图上 U 波顶峰的邻近处。

另一类是间歇-依赖性 TdP,其最普通的诱发原因是药物。我们见到一例诊断为脊髓脱髓鞘症的 50 岁女性偏瘫患者,全身无力、二便障碍,因风心病心房扑动静脉输入胺碘酮 1200mg/d 和口服美托洛尔 25mg/d 的第 4 天出现昏厥而作 Holter 记录,选最初 17h 心电图记录,共计 318 次的 TdP(连续≥5 搏动者列入统计,图 8,图 9),扭转型室速最长持续 196s。

停止胺碘酮并给予静脉注射镁盐和钾盐治疗后恢复为窦性心律时,窦率偏慢,QTc 间期明显延长伴低幅度的双峰 T 波

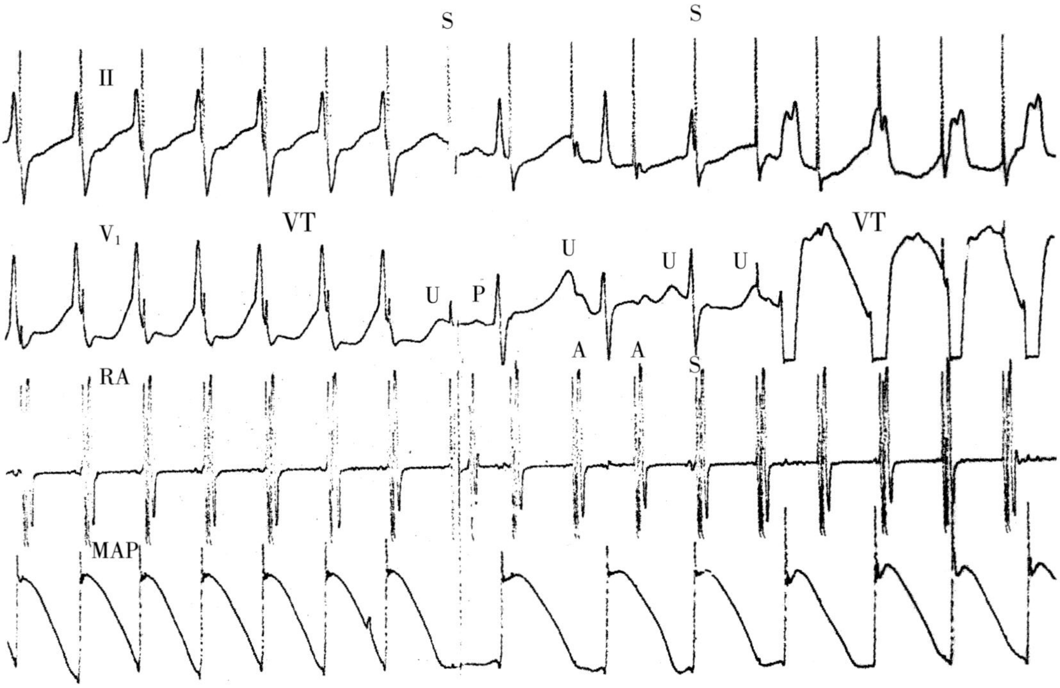

图7 心房起搏率增达200 bpm时出现双向性室性心动过速的心电图。自上而下为:II、V_1导联,RA=右房,MAP=右室单相动作电位。S=心房脉冲,P=心房波,U=大U波,VT=室性心动过速。

(图10)。

本例发病因素较多,除药物胺碘酮和美托洛尔外,又有心房颤动、心动过缓、低血钾及低血钙等。按Vaugham Williams(1970)分类,胺碘酮属于抗心律失常药物III类,除具有阻滞内向快速Na离子流失活作用外,又具有对抗内向慢速Ca电流失活和减少外向延迟K电流的作用,所以是引起QT间期延长的一种强有力抗心律失常制剂。Lehtonen等(2007)报道16例药物引起TdP,其中7例系胺碘酮所致;7例中1例为84岁房颤妇女,于电复律后QTc=640 ms,其诱发模式是属于S-L-S顺序的特征。该作者曾进行该地区LQTS患者常规检测的4种基因突变均呈阴性结果。

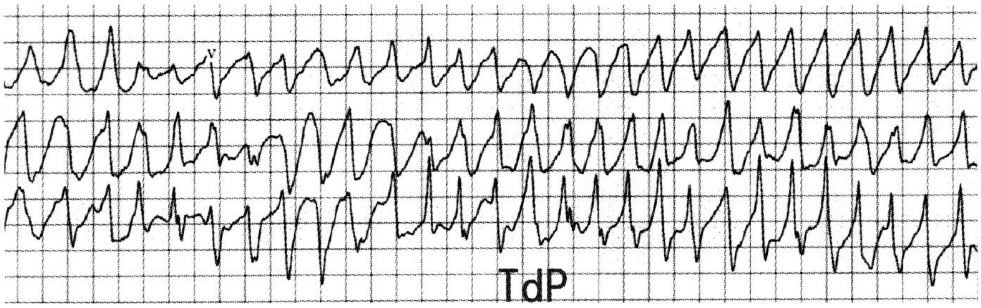

图 8　记录到 QRS 波尖端扭转 3 次的尖端扭转型室性心动过速。

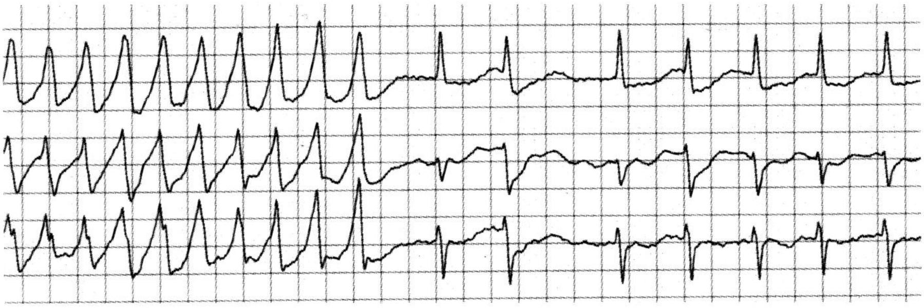

图 9　由尖端扭转型室性心动过速恢复为心房颤动的心电图。

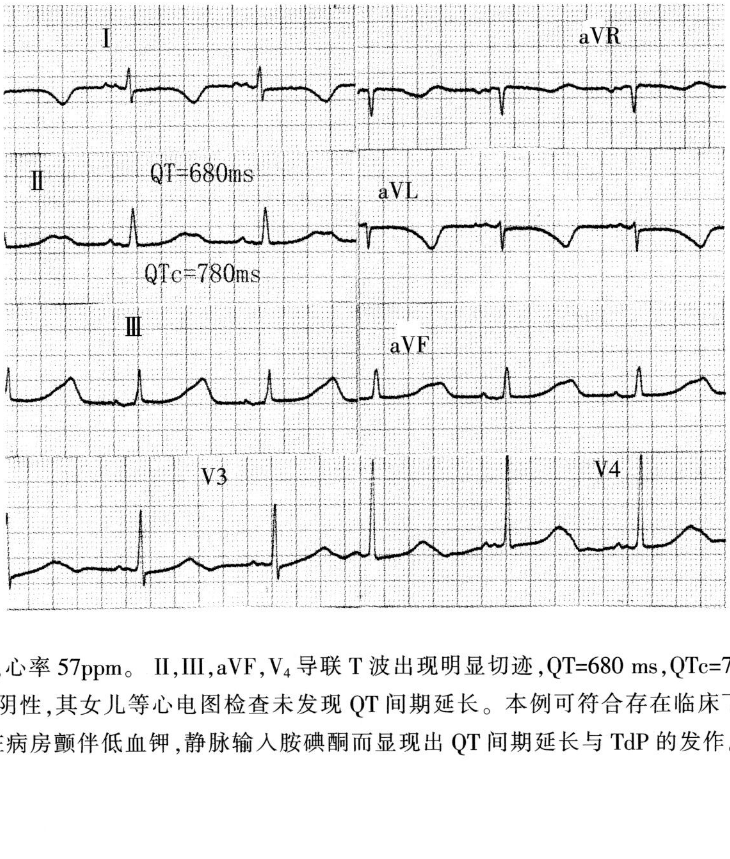

图 10　窦性心律，心率 57ppm。Ⅱ,Ⅲ,aVF,V_4 导联 T 波出现明显切迹，QT=680 ms，QTc=780 ms。家族成员心脏事件病史阴性，其女儿等心电图检查未发现 QT 间期延长。本例可符合存在临床下 LQT2 潜在基因，因风湿性心脏病房颤伴低血钾，静脉输入胺碘酮而显现出 QT 间期延长与 TdP 的发作。

二、尖端扭转型室性心动过速的诱发模式

Noda 和 Shimizu 等(2004)对 24 例先天性 LQTS 患者共 111 次尖端扭转型室速发作前 3 个 RR 间期进行分析:3 个 RR 间期名为 C2 和 C1,分别为 TdP 前第 2 和第 1 个 RR 间期;Co 为直接诱发 TdP 的触发性室早(R-on-T 现象)配对间期,并根据不同发病模式讨论其发病机制。根据资料分为 3 类模式:第一类共有 23 例 72 次(65%)TdP 发作,定义为短-长-短(S-L-S)顺序,就是在一个短(C2)、长(C1)周期后跟随一个诱发 TdP 的第一个触发室性早搏的短配对周期(Co),这一类占国际注册的长 QT 综合征(LQTS)的半数,称为间歇-依赖性 TdP。其图例的 3 个 RR 间期为:C1 (920ms) > C2 (540ms) 和 Co (580ms)。Vistin 等(1996)亦认为这是先天性 LQTS 发生 TdP 最主要的诱发模式。第二类共有 8 例 28 次(25%)发作,属于窦率逐渐增速型,常伴有 T 波电交替现象。其图例的 3 个 RR 间期依次为 C2(520ms)≥C1(520ms)≥Co(360ms),这一类称为肾上腺素-依赖性 TdP。第三类共有 5 例 11 次 TdP(10%)发作,作者描述在突然长配对间期的期外室性收缩或融合波之后的长间期(C1)跟随一个诱发 TdP 的触发性室早短配对间期(Co),这个室早发生在 T 波顶峰之后,其图例的 3 个 RR 间期为 C1(820ms)≥C2(760ms)>Co(560ms)。这一类仅见于使用 β-受体阻滞剂的 5 例患者,认为 β-受体阻滞剂诱发的窦性心动过缓可产生长配对间期的室性早搏或融合波后长间期(C1),其后跟随短配对间期(Co)的室性早搏的发生机制可能不同于一般的 S-L-S 间期顺序为特征的发病模式。在 3 种诱发模式中,触发性室早配对间期(Co)最短的属于第二类(窦率加速型)的肾上腺素-依赖性 TdP,其配对间期平均为 480±42ms,小于第一类的 587±65ms 和第三类的 603±24 ms。

我们观察一名脊髓脱髓鞘症和风心病伴发心房扑动合并低血钾、低血钙病人,接受每日静脉输入胺碘酮 900~1200mg 和口服美托洛尔 25mg 的第 4 天出现昏厥发作,最初 17h 动态心电图记录到17220 次室早,出现 TdP(≥5 搏动)发作 318 次。其中 2 次属于心率加快型,C2、C1 和 Co 分别为 424ms<456ms>336 ms 和 368ms<496ms>344ms,与上述作者报道的第二类(肾上腺素-依赖性 LQTS)相似。又见到心室早搏前配对间期(C2)为 800~912 ms,室早之后长间期(C1)为 1056~1200 ms,其后跟随一个短配对间期(Co)为 476~512ms 的触发性室早诱发 TdP 共 4 次,与上述作者报道的第三类相似。其余均属于长 QT 综合征患者最多见的 S-L-S 顺序(第一类)。这名患者恢复窦律时QT=680 ms,QTc=780 ms,TU 波形符合 LQT2 的典型特征。提示本例(临床下LQT2型)动态心电图记录具有上述作者报道 24 例中 3 例 LQT2 综合征患者所具有的 3 种发病模式。

三、心室复极离散度增大或早期后除极幅度增高是尖端扭转型室速的发生机制?

Surawicz 于 1989 年复习 TdP 的电生理机制,并着重提出问题:TdP 的主要机制是心室复极离散度增大?或早期后除极幅度增高达到阈电位?其回答是这两种机

制均可解析临床中的大部分现象。

复极离散度与早期后除极：Surawicz (1989)提出先天性QT间期延长伴随复极离散度增大并出现R-on-T触发性室早可诱发TdP。先天性长QT综合征患者心室多部位单相动作电位时程(MAPD)记录技术证明心室复极明显不同步。镁不缩短QT间期 (Rogiers等，1989；Bando等，1990)，但能抑制TdP，可说明QT间期延长的主要致病性作用是伴随心室复极离散度增大。若干离体心室肌细胞或组织标本实验研究表明左、右心室游离壁的跨壁复极离散度的显著增大(心外膜与中层M细胞动作电位时程之差)是产生折返活动的易感窗。LQT1、LQT2和LQT3先天性长QT综合征的动物模型表明由于心肌中层M细胞动作电位时程(APD)的明显延长而导致QT间期的延长及心室复极的跨壁离散度(TDR)增大是自发性TdP及刺激引起TdP的发病机制。

Zipes (2004)在心脏节律学会(HRS) 25周年复习文献指出：各种干扰因素导致细胞内钙超负荷均可产生EAD，其中L型钙离子通道的内向离子流增加是较重要的一个因素。EAD是导致先天性与后天获得性长QT综合征患者室性心律失常发生的原因。起源于M细胞的EAD可成为触发活动并诱发TdP的基础。而且，左侧交感神经活动可周期性增高EAD幅度并导致快速性室性心律失常的发作；同样，α-肾上腺素刺激亦可使氯化铯犬模型的EAD幅度增高。Roden、Lazzala、Rosen等(1996)与El-Sherif和Turrito (1999)根据实验观察结果支持TdP的多机制学说，认为TdP起源于EAD引起触发活动所致的早期室性触发搏动(Triggered beat)，并由于心室复极离散度增大而使TdP得以维持。在体LQT3犬模型证明心室复极的延长伴随复极的空间离散度增大是产生EAD的第一步。早期后除极引发的触发活动(Triggered activity)可侵害存在潜在的不均一性的心室复极功能，因而可诱发多形性室速，并可表现为TdP。

Belardinelli等(2005)用图解(图11)说明主要电生理事件与药物引起TdP的相关性。通过降低I_{Kr}，或增加内向离子流中的一个(例如$I_{Ca,L}$或I_{Na})可降低复极电流净值 (复极贮备力降低，Roden DM 1998)，从而可使心室动作电位时程和QT间期延长。由于动作电位时程的延长可以导致两个心律失常的潜在事件的发生，即早期后除极的出现和心室复极离散度的增大。EAD可促使心室复极离散度的增大，并可产生触发活动且可变为重复性触发活动，在心电图上表现为异位搏动诱发折返性室性心动过速(为最广泛可被接受的药物引起TdP的理论)。当心肌中层细胞(M细胞)的APD超过内膜或外膜层细胞的APD时，复极离散度(TDR)则增大，这种心室复极空间离散度的增大可导致心室不应期异质性增大，为TdP提供折返机制的基质(Substrate)。

2007年Antzelevitch复习文献指出心脏细胞复极贮备力降低能引起心室肌复极离散度增大和早期后除极引起的触发活动的发生，继而发展为危及生命的TdP。许多III类抗心律失常药和非抗心律失常药和(或)各种基因突变和心肌病伴有LQTS时可降低复极电流净值 (心脏细胞复极贮备力降低) 和增大复极空间离散度，并可引起折返和TdP的发作。特别强调TDR在药物引起TdP中的作用，即认为如果药物仅延长QT间期但不增大跨壁复极离散度就不会诱发TdP发作。

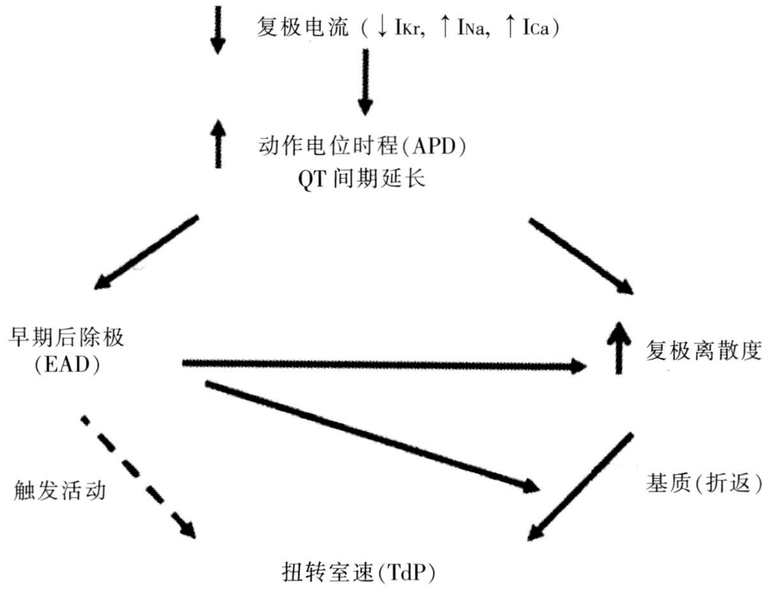

图11 主要电生理事件在产生TdP中的作用。注意EAD对复极离散度和基质(折返)的作用，↓示减小，↑示增大。(引自：Belaldimelli,Antzelevitch &Vos.TPS 2003,24:619-625)

交感神经与离子通道：长QT综合征的临床表现部分决定于致病的基因类型，也可决定于特殊的基因突变(Roden、Lazzala、Rosen等,1996)。对致病基因的识别，不仅是对LQTS发病机制进一步理解的一个重大里程碑，而且又提供了进一步了解心脏电生理学的肾上腺素调节和LQTS的发病机制方面在分子水平、细胞水平和临床领域中联合研究的一种新机遇。Schwartz等(1995)在有关LQTS发生机制的竞争性学说指出：①第一个是"心脏交感神经不平衡学说"：肾上腺素刺激对LQTS患者发生症状的显著影响与抗肾上腺素干预的显著疗效支持心脏交感神经的不平衡学说，这样可解析异常窦率，异常心室复极，肾上腺素的致心律失常作用及抗肾上腺素药物的治疗作用；②第二个是"心脏通道离子流异常学说"：大多数先天性LQTS的心电图表现与"后天获得性"LQTS患者的QT延长与TdP没有区别，而且在心脏离子流异常方面亦有共同之处。离子通道是细胞膜蛋白质或蛋白质复合体，其显著特征是响应外在信号引起细胞膜电压变化而形成特定的离子进出的小孔(钾、钠、钙等)的结构变化。这些带电荷离子的移动反映了特殊离子通道蛋白质的功能，即使是很微小的个别通道离子流变化也能显著地改变心室复极内向与外向离子流平衡的变化，从而可表现出动作电位时程的延长或缩短。这个基本概念提供我们了解个别基因编码离子通道的精细的离子流异常就能够引起QT间期的变化，同样可说明心律失常的发生，甚至还可解析它们对肾上腺素能的依赖性。20世纪80年代初的重大进展是应用离体与在体实验研究把传导系统组织(浦肯野纤维)的早期后除极的发生与动作电位时程(APD)的延长联系起来,因而可了解异常 QT 间期延长与心律失常的相关性。降低外向钾复极电流(例如应用铯或抗心律失常药)和(或)增加钙或钠内向电流可直接产生 EAD。触发活动大多由于 L 型钙内向电流增加而使细胞内钙离子超载所致,而位于 3 相的触发活动可产生于钠或 T 型钙通道内向电流的增加。起源于 EAD(达阈电位及其持续性)的触发活动可诱发并维持 TdP。Remme 与 Bezzina(2007)指出局部性或跨壁的离散度增大使心脏易于出现心律失常;当心室复极离散度增大与早期后除极幅度增高结合在一起并发生作用时则可诱发 TdP。图 12 以图解流程方式更清楚地说明 TdP 的多机制的理论。

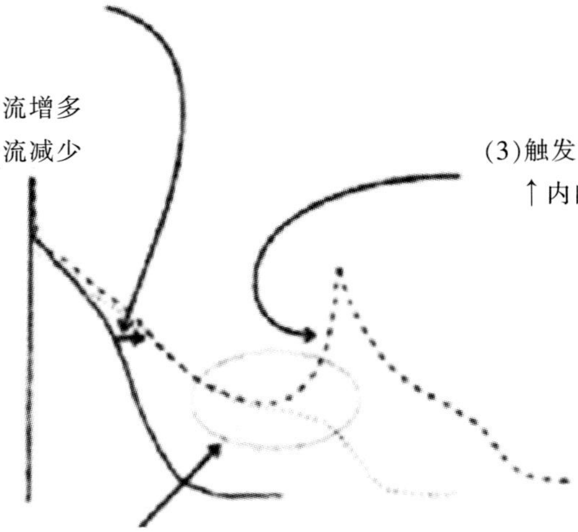

图 12　动作电位时程延长伴跨壁复极离散度增大,早期后除极达阈电位引起触发活动是 TdP 发作的离子流机制。(引自:Roden DM,Lazzara R,Rosen M et al. 1996)

四、尖端扭转型室性心动过速的细胞学机制

2001 年 Yan GX 等(2001)首次通过离体动脉灌流兔的完整心室壁的细胞内记录技术直接证明了 EAD 可起源于 QT 间期显著延长的任何一层心肌细胞。跨壁复极离散度的增大(dl-sotalol 阻滞 IKr 通道)使 EAD(恶性“R-on-T”)得以显著地跨壁扩展并成为 TdP 得以维持的折返基质起到非常重要的作用。Guo 等(2008)强调 EAD 仅起触发作用,TdP 的维持要靠 TDR 的显著增大。当跨壁复极离散度显著增大时则恶性“R-on-T”可诱发 TdP(图

13B)；此时，一个长间歇后 TP-TE 间期（即从 T 波顶峰至T 波终末的间期）延长（一个心室复极离散度增大的指标）必然存在。

如果跨壁复极离散度足够大，那么R-on-T 期外收缩就可引起 TdP 的发作。一个显著增大的跨壁心室复极离散度不仅促进 EAD 达到跨壁的传播，而且提供跨壁折返，进而维持 TdP 的发作。该实验的 3/6 只兔出现 R-on-T 引起 TdP 的发作（图 14）。

Lankipalli RS、Zhu T、Guo D 和 Yan GX(2005)对单纯 IKr 通道阻滞的兔左室模型研究指出：增大的 TDR 不仅是依靠 EAD 的传播作用，使 R-on-T 期外搏动成为诱发 TdP 的第一个搏动，而且提供了功能性折返基质成为维持 TdP 的基础。

张爱峰等(2006)通过冠状小动脉灌注兔左室心肌组织块建立 LQT2 模型，d-sotalol 显著增加跨壁复极离散度：早期后除极、R-on-T 室性早搏和自发性 TdP 的发生率分别为 7/7、7/7 和 3/7，提示 TDR 的增大不仅是 EAD 产生的基础，更是产生折返和维持 TdP 的机制，并观察到心电图 T 波顶点至 T 波终点(TPE)间期延长是 TDR 的一个较好预测指标。所得结果与 Yan GX 等(2001)研究一致。

Antzelevitch(2004)研究和综述认为继发于 3 层心肌细胞复极跨壁离散度的增大和早期后除极幅度的增高达到阈电位引起触发活动是长 QT 综合征患者产生 TdP 的基质和触发因素（图 15）。Shimizu 和 Antezelevitch(2000)采用动脉化灌注犬心肌标本制成 LQT1、LQT2 和 LQT3 的 3

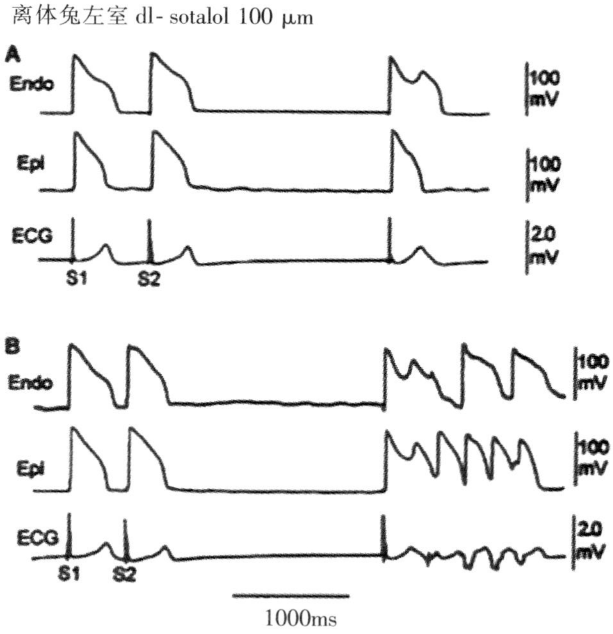

图 13 dl- sotalol 100μmol/L 使兔左室产生 S-L-S 而导致 EAD、R-on-T 和TdP的发生。BCL=1000ms(S1)刺激心内膜(Endo)，其 S1-S2 间期可变。A：配对刺激使心内膜产生 EAD，但不扩散心室壁；长间歇产生 T 波增宽伴 TP-TE 间期延长；B：R-on-T 期外收缩诱发多形性 VT。心外膜与心内膜之间传导阻滞的存在可产生跨壁折返与 TdP。（引自：Yan GX 等，2001）

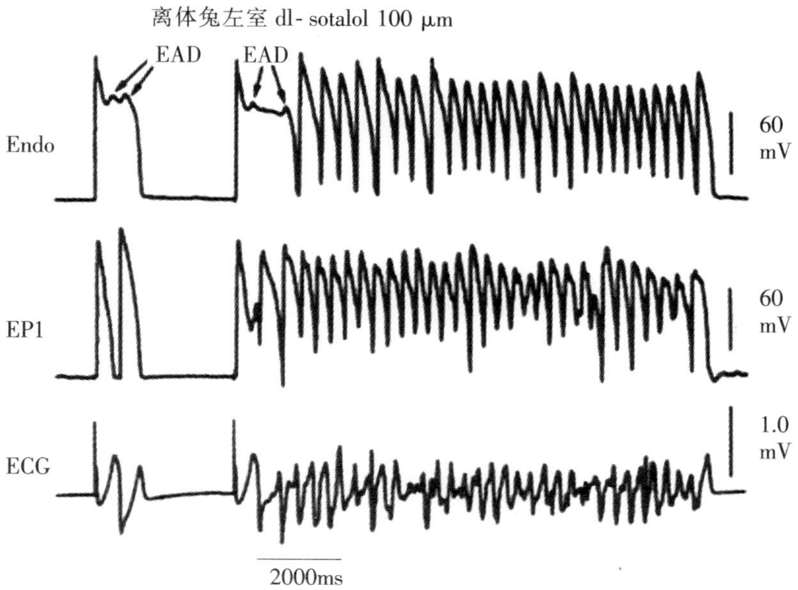

图 14　EAD 诱发 TdP。心内膜动作电位(2 相)产生 EAD 诱发 R-on-T 期外收缩而导致 TdP 发作。(引自:Yan GX 等,2001)

个先天性长 QT 综合征的动物模型。这些实验表明,主要是由于心肌中层 M 细胞动作电位时程的明显延长而导致 QT 间期的延长及心室复极的跨壁离散度增大。他们认为 TDR 的异常增大是自发性 TdP 及刺激引起 TdP 的发病机制。

Antzelevitch(2004)把长 QT 综合征发生 TdP 的细胞学机制用图解方式表达,如图 16。

LQT1 是先天性长 QT 综合征中最常见一种。联合应用一种 IKs 阻滞剂(Chromanol 293B)和一种 β-肾上腺素能促进剂(异丙基肾上腺素)可制作成 LQT1 动物模型。实验发现单独用 Chromanol 293B 均能使心肌三层细胞的 APD 延长,但很少发生 TDR 的变化。并发现虽然 QT 间期延长,但决不会在这些条件下自然产生 TdP,也不能用刺激诱发 TdP。再增加异丙基肾上腺素则可使心外膜和内膜层心肌 APD 缩短而 M 细胞则延长或不变。这一戏剧性 TDR 增大为自发性与刺激引发 TdP 提供了发生 TdP 的基础。这些结果充分表明一个事实,就是长 QT 综合征发生 TdP 的问题不是由于 QT 间期延长,而是由于 TDR 增大,后者常伴随 QT 间期延长。同时采取 IKs 的阻滞剂和 β-肾上腺素的刺激作用于动脉化心肌标本可制造一个像 LQT1 患者一样的 T 波基底增宽的动物模型的 ECG 特征性变化。这些发现非常符合于先天性长 QT 综合征患者,尤其可符合 LQT1 患者对交感神经刺激的高度敏感性(Ali 等,2000)。Rogiers 等(1989)临床研究 AOO 起搏(60、80、100bpm)的 SSS 患者于 6 小时期间均匀静脉输入硫酸

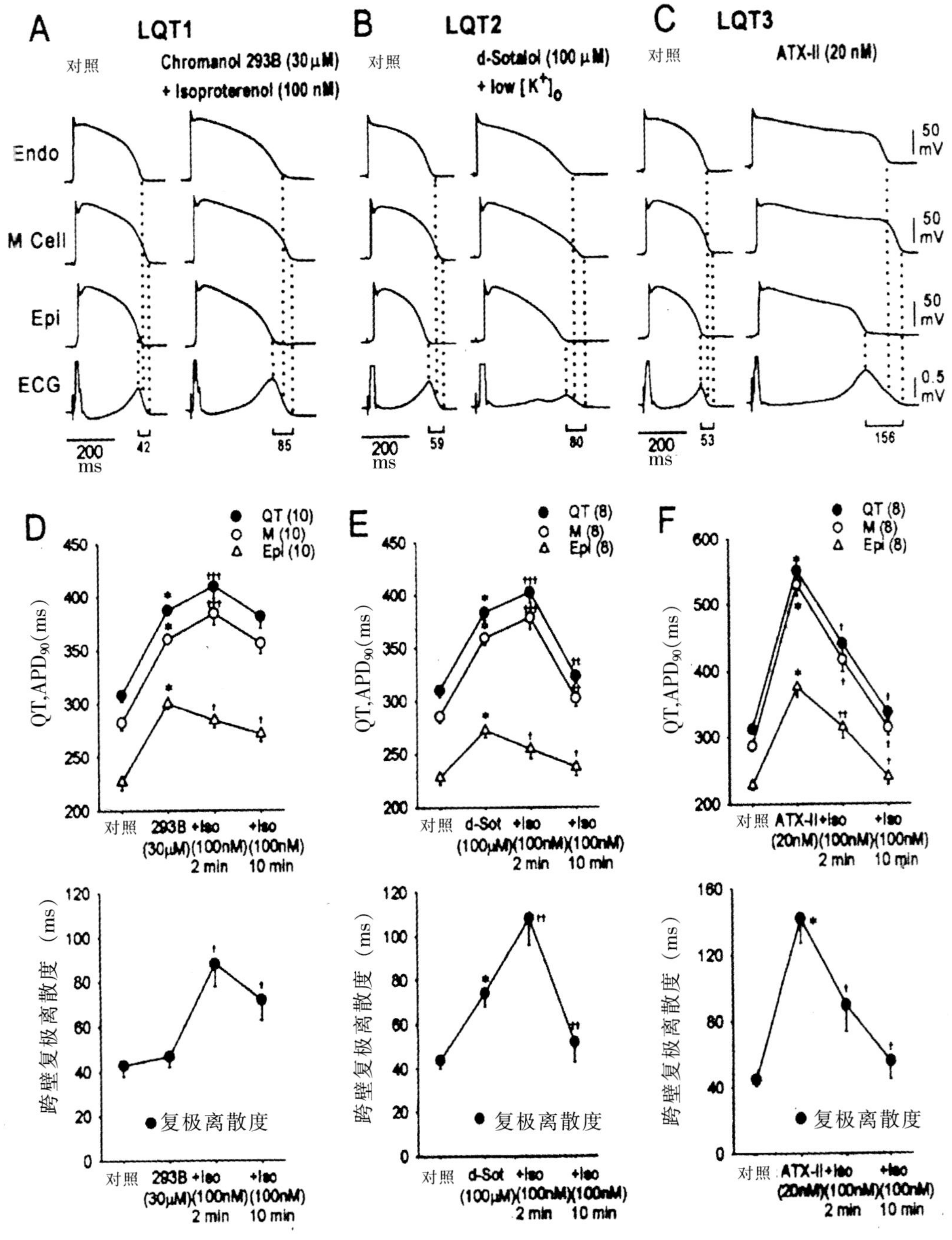
A
LQT1
对照
Chromanol 293B (30 μM) + Isoproterenol (100 nM)
B
LQT2
对照
d-Sotalol (100 μM) + low [K+]o
C
LQT3
对照
ATX-II (20 nM)
Endo
M Cell
Epi
ECG
50 mV
0.5 mV
200 ms
42
85
59
80
53
156
D
E
F
QT (10)
M (10)
Epi (10)
QT (8)
M (8)
Epi (8)
QT,APD90 (ms)
对照
293B (30μM)
+Iso (100nM) 2 min
+Iso (100nM) 10 min
d-Sot (100μM)
ATX-II (20nM)
跨壁复极离散度（ms）
复极离散度

图15 （注解见右页下方）

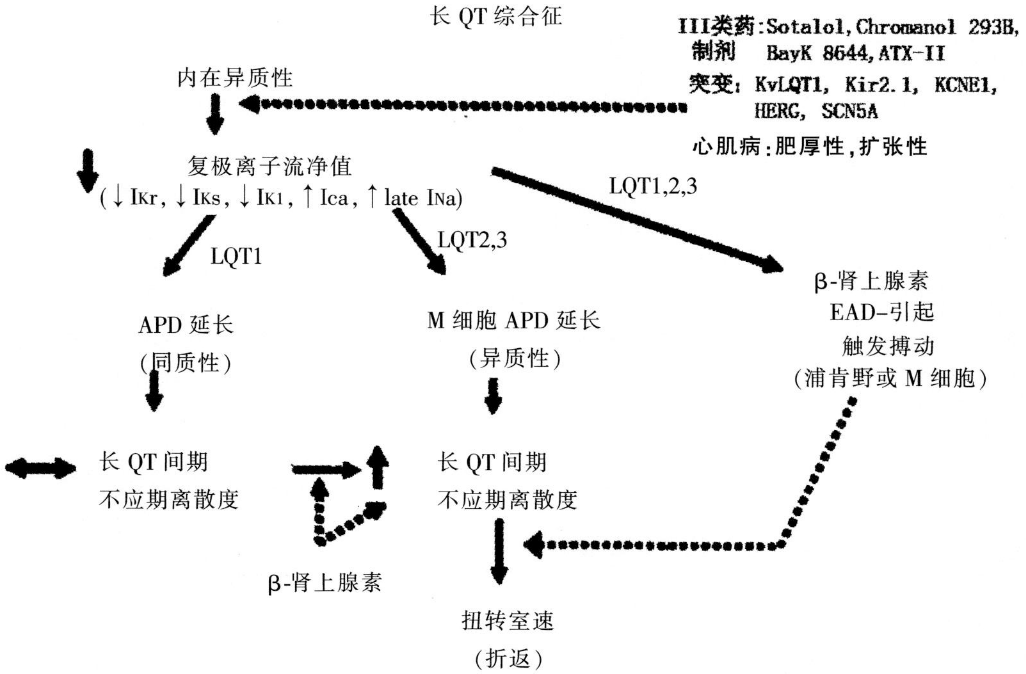

图 16 长 QT 综合征发生尖端扭转型室速的细胞学机制的流程图。

图 15 LQTS 模型：LQT1(A)、LQT2 (B)和LQT3(C)动脉化灌注犬左室心肌标本跨壁动作电位与跨壁 ECG。每个类型均设正常对照组。采用异丙基肾上腺素+Chromanol 293B, IKr 阻滞剂(d-sotalol)+ 低钾，和一种减缓 INa 通道的非激活剂(ATX II),分别仿制出 LQT1、LQT2 和LQT3 模型。A~C 为同时记录的心内膜(Endo)细胞、中层 M 细胞、心外膜(Epi)细胞部位的动作电位时程和跨壁 ECG。BCL = 2000 ms。心室壁的跨壁复极离散度被定义为：心室中层 M 细胞和心外膜细胞的复极时程之差（见于 ECG 图下方，LQT1 模型为 85 ms（对照 42 ms）；LQT2 为 80 ms（对照 59 ms）;LQT3 为 156 ms(对照 53 ms)。 D~F 分别为 LQT1、LQT2 和LQT3 的 QT 间期,APD_{90} 和跨壁复极时程的离散度(ms)。

异丙基肾上腺素对 LQT1、LQT2 和LQT3 模型的作用如下：

LQT1:异丙基肾上腺素引起 M 细胞APD_{90} 间期和 QT 间期的持久性延长(2和 10 min 时);相反的,心外膜细胞的 APD_{90} 则经常持久性缩短,结果使跨壁复极离散度持久性增大(D)。

LQT2:异丙基肾上腺素在最初 2 分钟 时延长,其后又缩短 QT 间期和 M 细胞的 APD_{90} 间期,达到对照水平(10 min);相反地,心外膜细胞的 APD_{90} 经常持久性缩短,结果引起跨壁复极离散度暂时性增大(E)。

LQT3:异丙基肾上腺素引起中层 M 细胞和心外膜细胞的 QT 间期和 APD90 间期持久性缩短(2 和 10 min 时),结果使跨壁离散度持久性减小(F)。

$^{*}P<0.0005$ vs 对照；$^{\dagger}P<0.0005$, $^{\dagger\dagger}P<0.005$, $^{\dagger\dagger\dagger}P<0.05$,vs 293B, d- sotalol(d-Sot),或 ATXII。

(引自:Shimizu 与 Antzelevitch,1997,2000;Antzelevitch ,2004)

镁($MgSO_4$)10g 观察对 QT 间期和电解质等,可维持 Mg 血清 1.5~2.0 mmol/L,但不缩短QT 间期,仅于提高起搏率时能缩短QT 间期,表明这种QT 缩短不是镁盐的作用。

第二个普通的先天性长 QT 综合征(2004 年李翠兰等报道 LQT2 属于我国最普通的一种类型,占 53.9%)是 IKr 缺陷所致的 LQT2 型。IKr 离子通道功能缺陷又是大多数后天性长 QT 综合征的发病原因。d-sotalol 可用于模仿制成 LQT2 综合征的模型。当 IKr 阻滞时,全部 3 层细胞的APD 均延长,其中 M 细胞 APD 延长更明显,结果导致 TDR 增大,促成 TdP 可以自发性地产生以及由于刺激而产生。如果在 IKr 离子通道被阻滞的同时又使血清钾水平降低,就可制造成与先天性 LQT2 患者非常相似的在心电图上出现低幅度的双峰 T 波的动物心肌标本模型。异丙基肾上腺素的应用可进一步增大 TDR,因而可增加这种模型产生 TdP 的发生率。

ATX-II 的应用加强了晚期钠通道电流(INa)可制成 LQT3 动物模型。因为 ATX-II 引起 3 层心肌细胞的 APD 延长,所以可引起 T 波的延迟出现 (Shimizu 与 Antzelevitch,1997)。 M 细胞的晚期钠通道(INa)电流有更高的密度,其 APD 延长更为明显,特别是在较慢的刺激频率时更是这样。与其他长 QT 综合征一样,M 细胞 APD 的高度延长引起 TDR 的明显增大可引起 TdP 的发作。在这些情况下,β-肾上腺素刺激能缩短全部 3 层心肌细胞的 APD,所以对这一模型起到改良作用。Shimizu 和 Antzelevitch(2000)指出这种改良作用是由于 M 细胞 APD 的缩短要比心外膜和心内膜更为明显之故,因而可使心肌细胞 TDR 获得非常明显的减小。

交感神经活动的致心律失常作用在 LQT1 和 LQT2 型的临床病例和动物模型中表现出非常不同的时间性区别。 在 LQT1 型中,异丙基肾上腺素引起 TDR 的增大最明显的时间在最初的 2 分钟,其后可持续但稍有减小。TdP 的发作情况具有相似的规律。在 LQT2 型中,异丙基肾上腺素仅在 2 分钟内产生 TDR 增大,故对 TdP 的有害影响是属于短暂性的。可见,对不同的 LQTS 基因型患者,植物神经活动和其他基因特异性触发心脏事件的作用均具有很重要的时间性差异(Ali 等, 2000)。

五、先天性长 QT 综合征的遗传基因与基因突变

先天性 Romano-Ward 综合征是LQTS 中最常见的一种常染色体显性遗传性疾病,产生于心脏细胞膜离子通道蛋白基因的突变。这些离子通道疾病具有心室复极延长,可诱发 TdP 引起昏厥,甚至心脏性猝死。临床上,可发现患者 ECG 显示QT 间期延长而被识辨。QT 间期延长起源于心室复极的外向电流降低和(或)心脏除极的内向电流增多。 QT 间期延长最普通的原因是由于快速或缓慢激活的延迟整流外向钾离子流(IKr 或 IKs)降低而使心室复极延迟。起源于内向心脏钠离子流(INa)增加的 LQTS 比较少见。当一名不明原因昏厥患者的 ECG 显示 QT 间期延长,而且家庭成员同样有 QT 间期延长或具有先天性神经性耳聋,则可结合临床成立 LQTS 的诊断。 第一个 LQTS 家族于 1957 年由 Jervell 和 Lange-Nielsen(JLN)首先报道具有先天性神经性耳聋的 LQTS,当时认为是常染色体隐性遗传,于 1997 年被 Splawski 等证明是一种 KvLQT1 (现名

KCNQ1)基因的显性遗传的纯合子的突变(其中耳聋属于隐性遗传)。另一种更普通的是常染色体显性遗传的先天性长 QT 综合征患者不伴有耳聋，于 1963 年和 1964 年分别由 Romano 与 Ward(RW)分别报道，至今，按时间顺序已报道 10 个不同的基因 (LQT1 -LQT10)，常染色体位置为 3,4,7,11,12,17 和 21，其中 LQT1-LQT7 综合征患者则已经超过 400 个不同基因的不同突变 (Fitzgerald,2005)，而且其中 95%基因突变均发生在最初报道的 3 个 LQTS 患者(Moss、Kass,2005)。 大多数临床病例均与 RWS 相关联。基于不同基因，不同突变,突变的遗传性表现频率、易变性和不同环境因素的影响使临床表现的可变性很大。除 LQT4(编码名叫ankyrin-B 蛋白质)和 LQT9 之外,全部 LQTS 基因均属于编码离子通道。 Moss、Schwartz 等 (1991,2005) 曾经报道国际注册的 328 个家族,共有 1016 名患者。KvLQT1 突变可使通道功能丧失而引起外向钾电流(IKs)减少,HERG 突变降低外向钾电流(IKr);正常时钠通道短暂开放使钠离子内流(使细胞除极),随后通道很快呈灭活状态(在动作电位期间通道关闭),SCN5A 突变则可干扰钠通道的灭活状态,使通道重复性开放引起持久钠内流。以上 3 种基因突变均可引起 APD 延长和心室复极延迟 (Vincent,1998)。

六、后天获得性长 QT 综合征与尖端扭转型室速的发病因素和潜在基因

同样应该引起关注的是在人群中使用药物的机会非常之多,而且仍然有若干药物在投入市场提供临床使用以前,其潜在危险性没能预先被检测到(Viskin, 2003)。 Camm 等(2004)指出药物是引起后天获得性长 QT 综合征的最普通的原因;王擎等(2004)报道后天获得性 LQTS 在人群中发病率超过 8%。心脏离子通道的基因克隆已经提高了对离子通道在心室复极延长和药物引起长 QT 综合征伴 TdP 的发病机制的认识。其结果是愈来愈多的药物被发现具有致病性和导致心脏性猝死(SCD)的潜在危险。但目前缺乏关于从基础到临床的后天获得性长 QT 综合征的包容力度较大的医学文献，所以 Camm 等(2004)专门为此编写一本《后天获得性长 QT 综合征》的专著,重点探讨其发病机制及相关问题。把先天性长 QT 综合征作为模型用来探明药物致心律失常的作用机制，发现若干先天性长 QT 综合征患者是基因突变携带者,由于应用致病(具有延长 QT 间期作用)药物而在临床上表现出长 QT 综合征的症状。

Roden 与 Viswanathan 于 2005 年又复习后天获得性 LQTS 的遗传学，总结后天因素或药物所致长 QT 综合征的分子和细胞学机制,认为基因(DNA)突变的作用可能与先天性长 QT 综合征具有共同的特性。实验表明把犬传导系统(浦肯野纤维)暴露在能引起 TdP 的环境 (心率缓慢、细胞外低血钾或致病药物)中,不仅可延长动作电位,而且可发生早期后除极和触发活动。这些发现支持起源于 EAD 的触发活动是引起心律失常的一个潜在性诱发机制。重要的是 EAD 和触发活动不仅间接地起源于 K 通道的抑制，实际上IKr 阻滞所致动作电位延长又能使具有致心律失常作用的内向电流激活或再次激活,包括 Ca 通道、Na-Ca 交换机制,并易于形成细胞内 Ca^{++}超负荷的作用。

Moss与Kass(2005)曾讨论过这方面的重要问题,编码钾、钠、钙通道(以及蛋白质结构ankyrin-B)的基因突变不仅与先天性LQTS诱发TdP有关,而且与后天获得性长QT综合征引起TdP也存在潜在的关联性。可以预知,钾通道基因突变使外向离子流减少,而钙、钠通道基因突变使平台期内向离子流增加。现在已发现的,至少有8个基因的任何1个基因突变均可导致先天性LQTS,而最普通引起后天获得性LQTS的药物,则几乎仅有快速激活的延迟整流钾离子流通道(名为IKr,先天性LQT2基因HERG/KCNH2的离子通道)不可避免地必然成为药物的靶点(Remme等,2007;Yan GX Moss与Kass,2005)。这是一个非常有兴趣的问题,为什么基因HERG通道这样容易被很多的药物阻滞而导致后天获得性LQTS得以表现出来。有研究指出,一个普通的药物结合点是位于HERG孔的细胞内侧面,与它所具有的两种特殊结构络氨酸与苯丙氨酸有关,这是易于被药物结合的部位,因而容易使HERG通道发生阻滞。实验观察到在心脏中层M细胞IKr阻滞引起M细胞APD明显延长,而心外膜和心内膜细胞APD则变化很小。这种APD生理性异质性(离散度)过度增大可增加跨壁折返的易感性,是TdP的发生机制。又引起我们的兴趣是:这种跨壁离散度机制不仅在先天性LQTS患者,同样地在其他先天性疾病如Brugada综合征,最近描述的短QT综合征和心力衰竭患者中均可以观察到。目前认识到一个重要的含义是心室复极离散度增大的TPE(T顶峰-T末端间期)和T波的形态是更敏感的指标,而QT间期不是TdP危险信号的最佳指标。

Camm, Malik和Yap(2004)复习文献指出一种不典型的,尤指轻型或不完全型长QT综合征或名叫亚临床型长QT综合征(Roden与Viswanathan,2005),这些患者具有产生先天性长QT综合征的某一个基因突变,但是在一般情况下几乎没有或很少表现出QT间期延长。在这些患者中,基因突变可使IKr或IKs通道对药物阻滞剂变为更加敏感。1995年Sanguinetti(1995)报告后天获得性LQTS起因于药物对离子通道的阻滞作用,例如应用IKr阻滞药物可使患者易于发生QT间期的延长和TdP的发作。Schulze-Bahr等于1997年报道了亚临床型的基因突变(编码IKr通道的基因)的女性患者被证明是由于应用奎尼丁药物而引起TdP发作;并且同样地,她的“健康”姐妹(QT间期正常,未服药)亦相继发病。

Lehtonen等(2007)报道16例药物引起TdP,在用药前QTc延长者占56%,致病药物为胺碘酮7例,索他洛尔6例,氟卡尼2例,普罗帕酮1例。仅发现3例(19%)患者携带该地区常规检测范围4种中的一种基因突变。Remme和Bezzina(2007)评述指出Lehtonen等报道19%证实药物引起芬兰TdP患者存在于原先确诊为先天性LQTS引起的基因突变,为临床下先天性LQTS的存在提供进一步的依据。作者报道的大部分患者具有两个或更多能引起TdP的危险因素(包括低血钾,低血镁,充血性心力衰竭,新近房颤复律后和药物治疗),表明多个致病因素常是引起复极贮备力足够降低的必要条件。由于多数药物性TdP患者还未发现潜在基因突变与多态性,所以认为不能排除存在药物性TdP的其他遗传性易感因素存在,有待今后通过更多病例更具价值的研究进一步来探明发病机制。

为了更好地解析多种因素对 QT 间期的影响，Roden（1998）、Roden 和 Viswanathan(2005)提出心脏复极贮备力降低的理论。更重要的是这个理论可解析对延长 QT 间期药物易感性的个体差异。HERG 基因编码的心脏通道阻滞可导致心室颤动与心脏性猝死。这个通道阻滞引起猝死的过程是：HERG 通道的药物阻滞使心脏动作电位时程延长，产生 EAD，延长 QT 间期，进而出现 TdP 的发作。心脏复极贮备力降低的开始点是决定于外向离子流净值，后者不仅限于 IKr 和 IKs 功能，而且亦包括动作电位平台期其他内向和外向离子流的作用。如果其他作用能保持完整的正常复极功能，那么发病机制中的任何一个发生缺陷，尚能保持临床下稳定状态。另一个亚临床先天性 LQTS 现象是：由于存在完整的 IKr 通道功能，编码IKs 通道基因突变降低外向离子流尚不足以出现临床症状；但当又应用 IKr 阻滞药物时便可暴露出复极缺陷而导致 QT 间期延长和 TdP 发作。这一理论还可用于解析其他不很了解的危险因素，例如女性、心力衰竭或左心室肥厚。基于这个理论，在心室肌细胞中，患者仅有单个复极异常(例如 IKs）可以保持临床下状态而未出现症状，然而一旦发生附加的药理学的 IKr 阻滞则可出现临床症状。同样地，一名心力衰竭或左心室肥厚患者如果伴有 IKr 阻滞则很容易引起QT 间期延长与 TdP 发作。可见由于多个因素或疾病的存在可降低心脏复极贮备力，因而容易导致 QT 间期延长和心律失常的发生。显然心脏复极遗传学潜在因素的存在，可使药物引起 QT 间期延长的易感性增加。与正常对照比较，静脉注射奎尼丁可引起后天获得性LQTS 患者从 T 波顶峰至 T 波终末的间期(跨壁复极离散度）更显著地延长(Kannankeril 等，2005)，表明患者具有遗传性患病体质。同样地，KCNQ1、KCNH2、KCHE1、KCHE2、SCN5A 和 ANKB 的遗传性变异或多态性，已在某些药物引起 TdP 的患者中发现。Wang Q 等(2004)指出药物和其他环境因素都能导致后天获得性 LQTS，这是遗传因素(例如基因突变)和环境因素(例如药物)互相作用的结果。后天获得性 LQTS 是散发病例，很难用经典的连锁分析方法和定位克隆方法发现致病的遗传基因，所以很多研究者采用候选基因的方法来筛选先天性LQTS 的致病基因中与后天获得性 LQTS 有关的基因突变。用这种方法已在患者中发现 KCNQ2、KCNH2、SCN5A、KCNE1 和KCNE2 与后天获得性 LQTS 有关的单核苷酸多态性 (Single nucleotide polymorphism, SNP)，表明后天获得性和先天性 LQTS 可能具有共同的遗传基础，后天获得性 LQTS 是先天性 LQTS 的一种潜在形式。

Viskin 等(2003)在药物引起长QT 综合征的一文中，把心脏离子通道离子流变化引起 QT 间期延长、U 波增大、EAD 幅度增高及触发性心律失常，采用图解形式(图 17)加以说明：

从 Camm 等 (2004)提出药物引起长 QT 综合征发病机制的流程示意图(图 18)可以看出：药物引起 IKr 通道阻滞而导致离子流变化，然后在 EAD 引起触发活动和心室复极离散度增加的共同作用下产生单向阻滞与折返，最后引起尖端扭转型室速的发作。

Roden 与 Vaswanathan(2005)复习文献指出细胞外低血钾是药物引起 TdP 的一个很普通的原因，但要注意并非属于普通的细胞外低血钾情况下简单地引起钾外流增加的电化学现象。对于细胞外低血钾

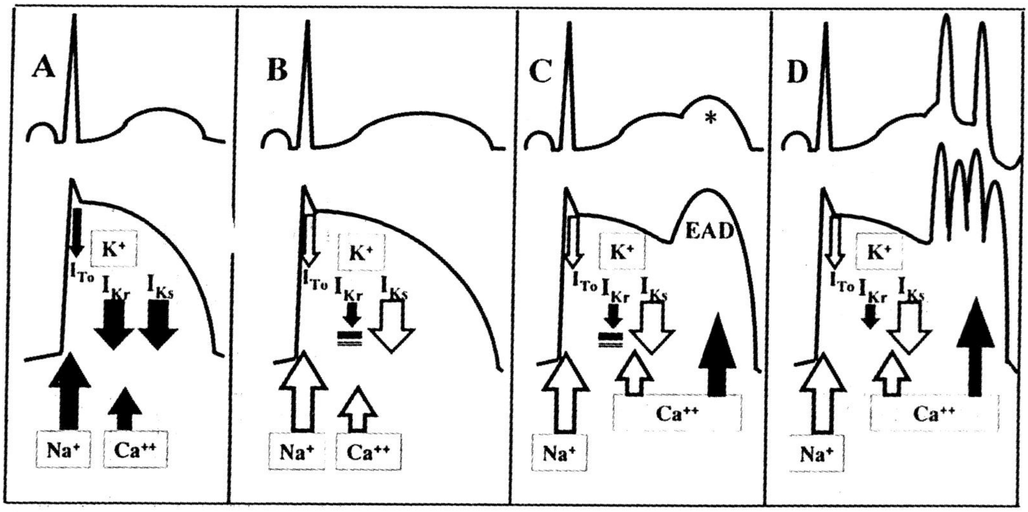

图 17 A:正常动作电位和相应的 ECG。“↑”示内向离子流增加(细胞内动作电位增高);“↓”示外向离子流降低(延长动作电位时程);内外离子流平衡剩值决定动作电位(AP)的时程(QT 间期)和外形。B:快速延迟整流钾电流(IKr)异常见于药物引起 LQTS,这种外向离子流障碍(黑↓变小)产生内向离子流在细胞内的净值超负荷而导致 APD 延长。C:IKr 阻滞(钾外向离子流降低)引起电压-依赖性 Ca通道内向离子流的进一步增加而诱发EAD 和高大 U 波(*)。D:某些 EAD 达到阈电位(黑↑变大)引起触发活动和触发搏动。ITo 为短暂外向钾电流,IKr 和 IKs 分别为快速与缓慢延迟整流钾电流。

降低 IKr(延长 QT 间期)的解析如下:其一是钠-钾竞争机制, 其中钠离子流的阻滞作用是强者, 结果当细胞外低血钾时, 钠离子流失活的抑制作用变为更明显;其二是在除极电流开放后,细胞外低血钾可使快速激活的延迟整流钾电流(IKr)失效。

药物与严重心动过缓是后天获得性长 QT 综合征伴发 TdP 的最常见原因(Jackman 等,1984;周金台,1985)。 后天获得性 LQTS 的原因及 TdP 的危险因素见以下所述(Viskin 与 Viswanathan 2005):

(1) 后天获得性长 QT 综合征和 TdP 的原因: ①常见的抗心律失常药物有:丙吡胺,多非利特,依布利特,普鲁卡因胺,奎尼丁,索他洛尔;比较少见的药物有: 胺碘酮,三氧化二砷,红霉素,氟哌利多,氟哌啶醇,甲硫哒嗪,美沙酮;②严重心动过缓(例如房室传导阻滞,病态窦房结综合征);③低血钾,低血镁;④急性心肌梗死;⑤蜘蛛膜下腔出血及其他中枢神经系统损伤;⑥液体蛋白膳食和其他饥饿生活方式。

(2) 服用特种有害药物引起患者QT 间期延长和 TdP 的危险因素: ①女性患者;②低血钾;③低血镁;④心动过缓(窦缓与房室传导阻滞);⑤心力衰竭;⑥新近从房颤转复为窦律: 包括离子通道变异、临床下或未被认识的先天性长 QT 综合征, 先天性长 QT 综合征基因的多态性和其他多态性;⑦药物浓度过高;⑧快速静脉注射药物;⑨左心室肥厚。(北京阜外医院浦介麟教授校审)。

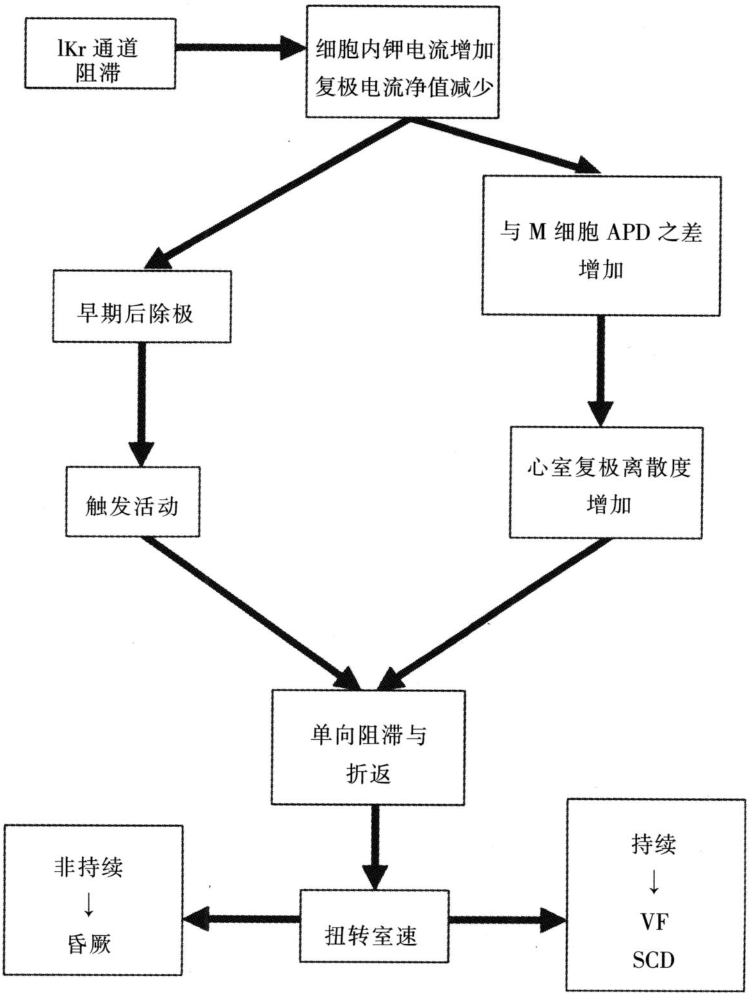

图 18　后天获得性长 QT 综合征伴尖端扭转型室性心动过速的发病机制。(引自:Camm 等,2004)

第 三 章
长 QT 综合征的遗传学基础

近年来对遗传性心律失常方面的研究与理解已取得非常重要的进展。在分子遗传学这一方面的进展,加深了对各种遗传性心血管病的遗传学基础及其发病机制的认识。随着我们基础知识的扩大,采用遗传学技术的诊断和家系调查将会及时地成为临床实践的标准组成部分。复习本病及其遗传因素会有助于对临床表现及其发病机制的阐明。

通过嘌呤(Adenine, Guanine)和嘧啶(Cytosine,Thymine) 基质把遗传信息编码到脱氧核糖核酸(DNA)。这种遗传单位被名为一个基因,基因是由编码一种特定蛋白的一段 DNA 组成。人体基因染色体组拥有 30 000~35 000 基因, 每一基因具有两个复制品名叫对偶基因(Alleles)。这些基因被分布在 23 对染色体中,包括 22 对常染色体(染色体 1-22)和一对性染色体(X 和Y),女性有两个 X 染色体,而男性则有一个 X 和一个 Y 染色体。父亲和母亲各复制一对染色体中的一个基因。基因位于特种染色体的部位称为基因位点。通过核糖核酸信息传递者(mRNA)把 DNA 上的信息编码在一种特别的氨基酸蛋白质上。这种信息传递者(mRNA)作为模板决定了特种氨基酸序列的蛋白质。

从父母遗传到儿女时,DNA 核苷酸排列序列通常不变,当此序列发生变化时则属于基因突变。环境因素包括放射、化学制剂、药物、DNA 合成以及编辑过程中发生错误即能导致基因突变。基因突变的发生可因一个染色体的一大片段的缺失或易位, 导致染色体结构畸变而排列异常,在这种情况下多数基因可被消除或改变。基因突变也可只限于单个或多个核苷酸的置换,缺失或增加。遗传性疾病通常分为3 类:①染色体异常,②单个基因紊乱,③多个基因变异的互相作用。 遗传异质性(Genetic heterogeneity)是指由不同遗传机制产生相似或相同的表现型, 即在同一个基因(Allele heterogeneity)或不同基因(Locus heterogeneity)发生不同突变能产生相同的表现型。在同一个家族中,通常由单个突变引起所有家族成员出现同样表现型。许多遗传和环境因素可以影响基因突变的临床表现型。当这些因素掩饰临床表现型(Phenotype)时,可使外显率(Penetrance)降低。外显率是指在一个家族中遗传基因突变后,家族成员中病症的表现频率。

长 QT 综合征的特征是心电图QT 间期延长,伴发一种名为尖端扭转型室性心动过速的非典型性多形性室性心动过速,因而潜藏着高危的心脏性猝死。目前LQTS 已可区别为 7 个基因类型(Genotypes),这是由于至少 6 个不同离子通道基因的突变引起,这些离子通道蛋白的编码基因分别位于染色体 3,4,7,11,17 和 21(表 1)(Antzelevitch,2004;Chiang,2004;王擎等,2004;Moss、Kass ,2005)。后天获得性长 QT 综合征是一个长期被保留的命名,它与先天性类型非常相似而且又常起因于能延长心室动作电位时程(APD)的药物使用, 或其他原因例如电解质紊乱(Bednar,2001)。近年来,这一类型的综合

表 1　长 QT 综合征的突变基因、染色体位置、蛋白质及离子流

LQT 分型(%LQTS)	突变基因	染色体位置	蛋白质	离子流
RW 综合征:				
LQT1(50%) (1991)	KCNQ1 (KvLQT1)	11p15	通道 I_{Ks} α 亚单位	I_{Ks} ↓
LQT2(45%) (1994)	KCNH2 (HERG)	7q35-36	通道 I_{Kr} α 亚单位	I_{Kr} ↓
LQT3(3%~4%) (1994)	SCN5A	3p21	通道 I_{Na} α 亚单位	I_{Na} ↑
LQT4(<1%) (1995)	ANKB, ANK2	4q25-27	Ankyrin-B 非离子通道蛋白	$I_{Ca^{2+}}$ ↑
LQT5(<1%) (1997)	KCNE1, (MinK)	21q22	通道 I_{Ks} β 亚单位	I_{Ks} ↓
LQT6(<1%) (1996)	KCNE2, (MiRP1)	21q22	通道 I_{Kr} β 亚单位	I_{Kr} ↓
LQT7(<1%) (2001)	KCNJ2, Kir2.1	17q23	通道 $I_{Kr2.1}$ α 亚单位	$I_{Kr2.1}$ ↓
LQT8(<1%) (2004)	CACNA1c	12p13.3	通道 Cav1.2 α 亚单位	I_{Ca} ↑
LQT9 (2006)	Cav3, Caveolin3	3p25	Caveolin 3 非离子通道蛋白	I_{Na} ↑
LQT10 (2007)	SCN4B	11q23.3	通道 NaVβ4 β 亚单位	I_{Na} ↑
JLN 综合征:				
JLN1(<1%) (1997)	KCNQ1 (KvLQT1)	11p15.5	I_{Ks} α 亚单位	I_{Ks} ↓
JLN2(<1%) (1997)	KCNE1 (mink)	21q22.1-22.2	I_{Ks} β 亚单位	I_{Ks} ↓

注：引自:Moss A 等，J Clin Invest，2005. 115:2018; Chiang，Cardiolgy Review，2004. 12:222;Yong 等，Molecule Intervent，2003.3:131; 刘金秋,杨延宗(见主编:胡大一、郭继鸿 中国心电学 2008.P:495)。

征已被扩展到参与心室肌再塑而复极功能下降的扩张型和肥厚型心肌病。

先天性长 QT 综合征具有两种遗传类型，包括常染色体隐性遗传性耳聋的 JLN 综合征，于 1957 年由 Jervell 和 Lange-Neilsen 首先报道；常染色体显性遗传性 Romano-Ward(RW)综合征,患者不伴有耳聋，于 1963 年和 1964 年分别由 Romano 与 Ward 报道，是一类比 JLN 综合征更为普通的长QT 综合征。

最早期努力于识别先天性 Romano-Ward 综合征家族成员 QT 间期延长的基因是采用定位克隆技术鉴别其常染色体 DNA。1991 年 Keating 等在 RW 综合征家系中发现了第一个长 QT 综合征(LQT1)基因位于 Harvey ras-1 基因的近侧染色体 11 的短臂位置 (11p15.5), 其后 Towbin 等(1994)表明遗传性异质性的特征。Wang Q 等(1996)通过对基因连锁分析,克隆和离子通道功能检测,确定了第一个长 QT 综合征(LQT1),并证明 LQT1 是属于钾离子通道(IKs)功能(门电路动力学的激活与非激活)失常所致。这个基因最初名为 KvLQT1, 但最近又被称做 KCNQ1, 是一个异常的钾通道基因, 由 16 个外显子组成, 全长约 400kb, 组成 6 个跨膜片段, 广泛表达于人的心脏、内耳、肾脏、肺脏、胎盘、胰腺组织、前列腺、小肠和外周血白细胞中。但不存在于骨骼肌、肝脏和脑组织中。KvLQ1 突变是通过一种功能丧失机制(lose of function)使外向钾电流减少而起作用。

其后又通过共同协作努力, 在数个家系发现两个新位点, 分别位于染色体 7 的长臂(7q35-36)和染色体 3 的短臂(3p21)。以后把这 3 个位点分别命名为 LQT1 (11p15.5),LQT2(7q35-36)和 LQT3(3p21)先天性长 QT 综合征。 第 4 个位点(LQT4)在染色体 4q(4q25-27)。此后又有两个均位于染色体 21q22 的新基因(LQT5,LQT6)被发现(图 19,引自 Towbin 和 Vatta ,2001)。

通过对第 1 个 LQTS 基因的定位克隆技术, 第 2 和第 3 个 LQTS 基因分别被定位于 7q35-36 和 3p21-24。 Schulze-Bahr 等(1995)确定 LQT2 的致病原因是 HERG 基因突变。 现在认为这一基因是第二个最常见的 LQTS 基因突变[仅次于 LQT1,但我国李翠兰等(2004)报道 LQT2 是国内最常见的类型]。HERG 基因由 16 个外显子组成,染色体组序列跨距 55kb,与 KvLQT1 相似,HERG 的局部解剖如图 19 显示。HERG 突变引起功能丧失 (lose of function)使外向复极电流减少。表达特性方面的研究表明,HERG 离子流(IKr)具有药理学和门电路的特性, 所以很容易成为先天性和后天获得性 LQTS 的候选基因。LQT3 的致病原因是属于心脏钠通道蛋白的 SCN5A 基因突变(Jiang 等,1994),其结构与钾通道 α 亚单位相似, 有8 个外显子组成跨距 80kb, 编码一个由2016 个氨基酸组成的蛋白。与 KvLQ1 和 HERG 突变的机制不同,SCN5A 突变使 INa 通道功能放大(gain of function)的机制发挥作用,即 SCN5A 突变引起较小但持续地减弱免活功能而使内向钠电流增加 (李翠兰, 2004)。

第 4 个 LQTS(LQT4)遗传异质性基因定位于第 4 对染色体 4q25-27(Schott 等, 1995)。这一个致病基因是最近才被确定的,是由编码锚蛋白 B(Ankyrin-B)基因突变引起, 定名为 ANKB, 也称为 ANK2 (Mohler 等,2003)。这些 Ankyrin-B 基因突变破坏了钠泵通道的细胞定位,Na/Ca 交换和肌糖-1,4,5-三磷酸盐受体功能改变, 因而可影响成年人心肌细胞的 Ca 离子功能。这一发现提示非离子通道的基因突变同样能引起心律失常。基因表型常表现为持续性长 QT 间期伴窦性心动过缓,心房颤动和异常 T 波。

在研究 KCNQ1 基因所产生 IKs 通道电流特性的过程中导致第 5 个 LQTS 基因位点的确认。 KCNE1(minK 或 IsK)是一个小的单个跨膜蛋白(130 个氨基酸,3 个外显子跨距约 40kb)(图 19), 早于 1988 年在鼠肾脏上克隆成功,已被定位于染色体 21 (21q22) 的 LQT5 基因 (Duggal 等, 1998)。在遗传学上, LQT5 和 JLN(同质合子)综合征和 RW(异质合子)综合征相关联。而且,LQT5 基因 minK 能与 KvLQT1

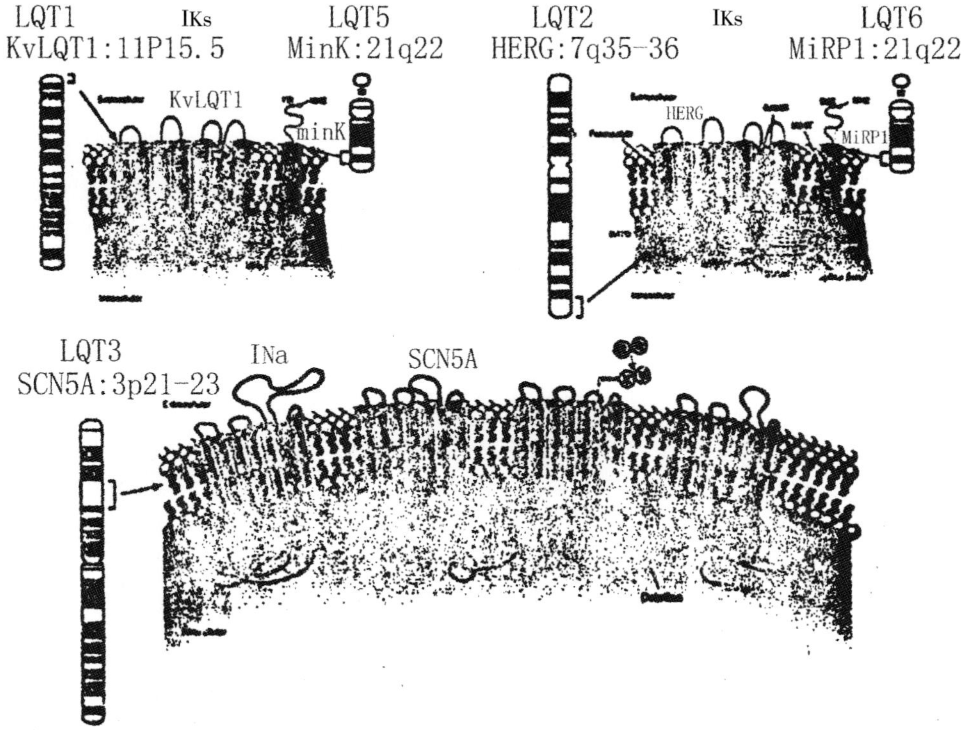

图 19　长 QT 综合征(LQT1,5 和LQT2,6 以及 LQT3)的染色体部位,离子通道的局部解剖和通道基因突变。(引自:Towbin,2001)

组合,又能与 HERG 组合,minK 基因突变与 IKs 和 IKr 离子通道均有关联，所以 minK 基因突变可能会产生 LQT1 和 LQT2 的两种表型。近年来已证明了由于小蛋白基因引起的若干 KCNE 家族的成员。这些蛋白的重要性在于成为 IKr 和 IKs 活性的调节器及其药理学反应性,而且在遗传学上关联于新的 LQTS 类型的发现。KCNE2，一个与 MinK 有关的缩氨酸(MiRP1),是 KCNE 家族具有多功能的一个例证，这个基因在结构上与 KCNE1 相似，但更特异地属于 HERG 的辅因子。KCNE2 基因突变是第 6 个 LQTS(LQT6)的致病基因。这个新的钾通道基因首先由 Abbott (1999) 克隆并描述，位于染色体 21q22.1,在 79kb 的 KCNE1(minK)内部呈反向排列(图 19)。

最近发现编码 Kir2.1 或 IK1 通道的 KCNJ2 基因突变是第 7 个 LQTS(LQT7)的致病基因(Plaster 等,2001)。这个类型是在 Anderson 患者身上发现的,属于很少见的染色体显性遗传疾病,其临床表现是周期性麻痹、心律失常、QT 间期延长和人体异形包括短矮、脊柱侧突、歪耳、宽大前额。LQT7 致病基因 KCNJ2 位于染色体 17q23,编码 Kir2.1 通道,表达在骨骼和心脏肌肉。Kir2.1 或 IK1 是强的内向整流钾电流通道,具有维持静息电位并参与最后的 APD 复极的作用。电生理研究提示突变蛋白可发挥显著负性 Kir2.1 功能,并最后导致外向钾电流的降低。Timothy 综合征是由编码钙通道 Cav 的 CACNA1C 基因突变引起的第 8 个 LQTS (Splawski 等，2004)。因通道分布于很多组织而出现多种临床表现，包括先心病、孤独症、并指、并趾和免疫缺陷。新近又发现 LQT9 和 LQT10。LQT9 与 LQT3 相似，是由于细胞膜结构蛋白(Caveolin-3)的 Cav3 基因突变使所谓晚期内向钠离子流增加而削弱细胞复极所致。LQT10 综合征是编码蛋白 Navβ4 的 SCN4B 基因突变引起钠内流增加的结果，至今仅发现一例 21 个月女婴患者，QTc=712ms，伴有间歇性 2:1 阻滞。LQT9 的 Cav3(Vatta 等，2006)和 LQT10 的 SCNB4(Medeiros Domingo 等，2007)基因突变均能产生晚期 INa 内流增加而在临床上呈 LQT3 样的表型。至今，约有 25% LQTS 患者的遗传性缺陷仍未能检查出基因，表明有待研究发现其他更多的基因。

我国 Liu W、Yang J、Hu D 等(2002)报道在 42 例 LQTS 家系中检出 4 个KCNK1 和 3 个 KCNH2 的基因突变。李翠兰、张莉、胡大一等(2004)报道在 85 例中国人 LQTS 先证者中发现了 7 个 KCNK1、5 个 KCNH2 和 1 个 KCNE1 上的基因突变；并指出根据心电图特点预测 LQTS 的基因型，显示 LQT1 占 29.4%，LQT2 占57.6，LQT3 占3.5%，其余 9.4% 的心电图特征不明显。

由染色体隐性遗传引起神经性耳聋的 LQTS 是编码 Iks 离子通道电流的 KCNQ1 和 KCNE1 基因突变所致。JLN 综合征比 Romano-Ward 综合征更少见，但具有更长的 QT 间期和更为恶性的病情。最近分子遗传学研究发现 JLN 综合征是一种常染色体隐性(耳聋)和显性(LQTS)相结合的遗传性疾病。

后天获得性长 QT 综合征：1%~8% 接受延长 QT 间期的抗心律失常药物的患者可出现 TdP (Viskin，1999)。后天获得性长 QT 综合征的常见原因是延长 QT 间期的药物、电解质紊乱和心肌病。有多个因素可增加药物引起 LQTS 的危险性，包括药物的生物利用度，几种药物同时引起相同或不同的复极离子流，以及 SNP(单核苷酸多态性) 与基因突变的存在。SNP 具有药效学和药物动力学的重要作用，因而可促进患者发生 TdP 的危险。SNP 和某些基因突变可以保持静止地潜伏状态，但可因使用 IKr 通道的药物阻滞剂作用而显现出心律失常(TdP)。这些患者被认为属于迟发型先天性疾病 (Splawski 等，2002)。Napolitano 等(2000)报道潜在的心脏离子通道基因突变可引起 QT 间期延长的药物使用患者发生危害生命的心律失常。Shimizu 等 (2002) 和 Yamaguchi 等 (2003)采用测定 V_5 导联 T 波顶峰至 T 波终末间期除以QT 间期(Tpe 指数)作为一个新的离散度指数，是可用来预测后天获得性长 QT 综合征患者发生 TdP 最强有力的预测指标，认为 Tpe 指数达到 0.23 则有临床意义(Yamaguchi ，2003)；V_5 导联 T 波顶峰-T 波末端/QT 间期(Tpe 指数)亦是预测肥厚型心肌病出现 SCD/VF 的一个很好的预测指标 (Shimizu ，2002)。Kannankeril 等(2005)证明后天获得性长 QT 综合征患者对奎尼丁具有更明显的终末期复极延长作用，因而支持后天获得性长 QT 综合征存在着潜在的易于患病 (受遗传基因的影响)。任何遗传与环境因素的共同作用(药物，电解质紊乱)能使心室复极延长而达到安全阈值之下时，均可导致 TdP 发作的危险(Camm 等，2000)。(武汉协和医院杨钧国教授校审)

第　四　章
长 QT 综合征的分类、临床和心电图特征

长 QT 综合征(LQTS)的诊断主要依靠患者的临床表现、家族成员的病史及其心电图特征性变化。当儿童或青少年出现不明原因昏厥或心脏性猝死时应高度考虑先天性长 QT 综合征的可能性。

发病率与预后：先天性长 QT 综合征流行病学尚不完全清楚,据一些研究资料估计在 5000~10 000 人中有一人患有常染色体显性遗传的 Romano-Ward 综合征,在美国和芬兰，其发病率可高达 2/1 万(Vincent,1998)；而伴有先天性耳聋的常染色体隐性遗传的 JLN 综合征的患者则更为少见，在 5~15 岁患者中发病率仅为 1/100 万~6/100 万。我国崔长琮(2001)指出:我国人口众多,如果按1/5000~1/1 万患病率计算，全国 LQTS 患者可达 20 万人,应引起我国心血管病专家和临床医师高度重视。应该注意的是 LQTS 患者死亡率极高,在美国每年有3000~4000 名 LQTS 儿童和青少年发生心脏性猝死。首次昏厥后未经治疗的患者第一年死亡率达 20%；10 年未接受治疗的患者死亡率高达 50%~70% (Schwartz 等 ,1993;Moss 等 ,1985)；Schwartz 等(1993)很遗憾地指出:诊断常常被延误,把昏厥和抽搐患者误诊为癫痫发作是最为普遍的现象。

一、长QT 综合征的分类

先天性长 QT 综合征是由编码离子通道蛋白的基因突变引起的一种离子通道异常的遗传性长 QT 综合征。明确基因对跨膜钠或钾离子通道蛋白编码分型有利于治疗。大约仅一半长 QT 综合征患者能做出基因分型。近来认为结合心电图 ST-T 波形的分析，表明 ECG 对 LQT1 型和 LQT2 型，甚至对 LQT3 型的诊断均很有帮助。

临床上,同时兼有显著 QT(或QTU)间期延长和尖端扭转型室性心动过速可能是属于先天遗传性或后天获得性长 QT(U)综合征。先天遗传和后天获得性 LQTS 之间有着显著的区别,特别是表现在对交感神经刺激和肾上腺能 β-受体促进剂或抑制剂的反应上。后天获得性长 QT 综合征大多由于应用特种药物所致,其发病通常与较长的心室周期(R-R 间期)有关,与过度劳力或情绪激动无关；先天性长 QT 综合征通常在过度劳累或情绪激动时发生,可出现于快速窦律(非间歇依赖性),被肾上腺β-受体促进剂所加重,又可被肾上腺 β-受体抑制剂所缓解。这些关键性区别提示引起这些多形性室性心动过速(尖端扭转型室速)的机制至少有一种以上。Jackman 等(1984,1988)较早就把长 QT 综合征伴发扭转型室速分为两大类;一类为间歇-依赖性，另 一类为肾上腺素-依赖性(表 2)。

在先天性长 QT 综合征中,Romano-Ward(RW)于 1963 年及 1964 年 报道的 RW 综合征,是一种较为多见的疾病。本病由编码心脏离子通道的基因中的多个基因突变中的一个突变导致染色体显性遗传的结果,这些患者可有症状表现,但未

表 2　长 QT 综合征(LQTS)的分类

A.　间歇 - 依赖性 LQTS	B.　肾上腺素 - 依赖性 LQTS
1. 药物引起 LQTS	1. 典型性(特发性)LQTS
2. 电解质异常	(1)JLN 综合征
低血钾	(2) Romano-Ward 综合征
低血镁	(3) 散发性 LQTS
3. 营养不良	2. 非典型性 LQTS
4.严重缓慢心律	(1)休息时 T 波和 U 波正常
完全性 AV 阻滞	(2)蛛网膜下腔出血等颅内疾病
病态窦房结综合征	(3)手术引起自主神经损伤
	(4)急性婴儿死亡综合征

见到器官受到明显损害，患者听力正常，遗传到下一代的概率约 50%。1957 年 Jervell 和 Lange-Nielsen(JLN)报道的JLN综合征患者则较为少见，在所有LQTS 患者中不足 10%。患者先出现先天性耳聋，而 QT 间期延长的出现则稍晚，其耳聋属于染色体隐性遗传，而 QT 间期延长则属于染色体显性遗传（Splawski 等,1997)。散发性长 QT 综合征患者为家族中唯一的患者,其发病属于基因自发性突变。先天性长 QT 综合征必然具备肾上腺-依赖性长 QT 综合征的特征。这些患者昏厥的原因是 TdP，几乎经常在交感神经张力增高时发病，例如突然情绪激动、恐惧、疼痛、劳累、噪声,性生活和震颤性精神错乱等。扭转型室速与昏厥的发作可非常频繁,也可相隔数年。避免精神过度紧张、声音强烈刺激与身体过度劳累可减少发作次数。同一患者可兼有肾上腺-依赖性和间歇-依赖性长 QT 综合征的临床表现。虽然扭转型室速有自然终止的趋势,但是亦常可因 TdP 持续而导致心室性颤动而猝死。

二、先天性长 QT 综合征的临床特征

症状

患者的首发症状常是昏厥发作,心动过缓或近似淹死事件的临床表现。多达 1/3 患者以心脏性猝死为首发表现。另有 1/3 患者则完全无症状。第一个心脏事件通常发生在儿童或青少年时期,但也可发生于任何年龄。另有一小部分患者在睡眠中发生突然心脏死亡，其死亡原因尚不清楚,估计与心动过缓引起扭转型室速导致室颤有关。有的学者认为其发病机制与遗传基因变异有关。

长 QT 综合征的临床表现取决于尖端扭转型室速的诱发情况，可以很轻微,常可自然终止而未被觉察到,或仅有些头晕而已;但也可频频复发,出现昏厥和(或)抽搐,甚至演变为心室性颤动而突然心脏死亡。

诱发因素

大约 75%(几乎全部LQT1/LQT5 和

50% LQT2/LQT6）患者昏厥发作和心脏性猝死常常是由于交感神经活动突然增强所触发(Vincent 等，2002)，例如情绪过度激动(悲伤、惊吓、痛苦、发怒、恐惧、震惊)或剧烈疼痛，强大噪声，日常生活所需要的体力活动(游泳约占 15%)，月经期和产后或睡眠障碍(例如噩梦)。在清晨期间苏醒的几小时是一昼夜中发作 TdP 和心脏性猝死的高峰，这与一天中 QT 间期延长的高峰相一致。不同的家族基因类型趋向于具有不同的发病因素。LQT1 患者心脏事件的发生特别多见于强烈体力活动例如潜水、跳水和游泳；LQT2 患者对突然强大的声音或噪声(例如闹钟或电话)尤为敏感；LQT3 型患者的心脏事件则多发生在患者休息与睡眠期间(Vincent ，2002)。Zhou JT 等(1992)报道一名患者(先证者)于 8 岁时在课间老师发问时引起精神紧张而突然昏厥跌倒，此后常出现发作性昏厥伴癫痫样抽搐、闭气、发绀、眼上吊、尿失禁，常可因昏厥跌倒引起外伤；14~17 岁期间发作非常频繁，每月可发作1~10 次，最严重时一天就可发作 4~5 次。患者对声音最为敏感，突然听到声音就可立刻发病，例如敲门声、雷鸣声、叫卖声、火车鸣笛声、放鞭炮声和包括被家人呼叫声音等；突然受惊吓、看惊险电视、夜间做噩梦均可发作；也可于走路时和上下汽车时发病；月经是最常见的基本诱因。有时无任何原因而突然紧张导致发病。但此患者在 13 岁参加 800 米跑步比赛时未出现类似症状。其姐 32 岁首次昏厥发作，诱因亦是在月经期。 患者祖母于 88 岁时无明显诱因而出现与先证者同样的症状，间断发作 34 小时，在最后一次发作中出现心脏性猝死。先证者的姐姐、母亲和祖母均有典型的 LQT2 的心电图变化，但她的母亲无症状出现。

发病年龄因素

先天性长 QT 综合征通常在 40 岁之前发病，主要见于儿童和青少年期。第一次出现症状的年龄与其家族基因型有关。据国际 LQTS 注册资料LQT1 (112 例)、LQT2(72 例)和 LQT3(62 例)的发病年龄分别为 9、12 和 16 岁。大约 50%的首发心脏事件发生在 12 岁前，大约 90%发生在 40 岁前；大约 30%基因携带者可无任何症状(Chiang，2004)。在 LQT1 和 LQT2 人群中，尤其是小于 40 岁时，与妇女、女孩相比，男性的 QT 间期较短，所以男性患者发生心脏事件的发生率也相对较低。

危险因素

QT 间期延长是心脏猝死的独立危险因素，独立于患者的年龄、心肌梗死病史、心率以及药物应用史；QTc > 440ms 的患者心脏猝死的高危为 QTc < 440 ms 患者的 2~3 倍；未接受治疗的长QT 患者每年死亡率为 1%~2%。患者猝死率随家族基因类型不同而有变化。在国际长 QT 综合征患者注册资料中，心脏事件发生率较高的是 LQT1(63%)和 LQT2(46%)，较低的是 LQT3 (18%)。全部 3 个基因型患者40 岁以前的累计死亡率相似，但在心脏事件中 LQT3 的死亡率最高，达20%；而 LQT1 和 LQT2 则较低，均为 4%。比较患者的平均 QTc 间期，发现 LQT3 型患者的为最长，为 510ms ± 48；LQT1 和 LQT2 分别为 490ms ± 43 和 495 ms ± 43。

高危分层预测因素

可以预测到先天性长 QT 综合征患者发生急性心脏死亡的先兆是：①反复发作性昏厥；②常规正确内科治疗无效；③心脏停跳幸存者；④先天性耳聋；⑤女性；⑥QTc 间期 > 600 ms; ⑦与同年龄者比，心率相对过缓；⑧家族成员有症状；⑨在其家族中的很年轻成员发生过急性心脏死亡。

Prior 和 Schwartz 等(2003) 研究 647 患者表现型病例指出：40 岁以前未经 β-阻滞剂治疗发生心脏事件(昏厥、心脏骤停或心脏猝死) 的概率依照表现型、QTc 间期和性别可分为 3 组。概率≥50%定义为高危组；概率在 30% ~49% 之间定义为中危组；概率 < 30% 属于低危组。高危组包括 QTc 间期 ≥ 500 ms 的 LQT1、LQT2 和男性 LQT3 患者；中危组包括 QTc 间期 ≥ 500 ms 的女性 LQT3、QTc 间期 < 500 ms 的 LQT3 和女性 LQT2；低危组包括 QTc 间期 < 500 ms 的 LQT1 和男性 LQT2 患者。LQT1 组患者(30%)的心脏事件发生率较低；而 LQT2(46%)和 LQT3(42%)则较高($P < 0.001$)。研究显示心脏性致死事件发生率在男性 LQT3 和女性 LQT2 的患者为最高。所以高度关注危险分层对预后评估和治疗策略的制定有着非常重要的临床意义。

三、先天性长 QT 综合征的心电图特征

QTc 间期的测定和诊断意义

先天性长 QT 综合征患者的最大特点是 QTc 间期延长，因此而得名。近来有若干专家为 QT 间期测定制订标准方法。他们建议测定一个肢体导联(通常选肢体 II 导联)QRS 综合波的起始点和 T 波的终点的间期(3~5 个心脏搏动的平均值)。假如 U 波足够大而与 T 波融合，则 QT 间期应该包括 U 波终点。目前最广泛地应用 Bazett(1920)公式对心率进行纠正，即 QT 的纠正值：$QTc= QT / RR^{1/2}$。(以秒为单位计，认为心率 > 90 bpm 时结果不准确) 通常认为 QTc 间期大于 440 ms 被考虑 QTc 间期延长。根据国际 LQTS 注册资料，1345 家族成员中 68 例(5%)的 QTc 间期 < 440 ms；有 30%基因携带者 QTc 间期延长。但患病者的基因携带者的 QTc 间期不会是 ≤ 410 ms。另外，正常的男性 QTc 间期不会 ≥ 470 ms；正常的女性不会 ≥ 480 ms。可疑病例有必要重复检查 ECG，因为正常的 QTc 间期和 T 波形态不能完全排除 LQTS 的存在。虽然 QTc > 600 ms 发生 TdP 机会增加，但 QTc 间期与昏厥二者之间并无绝对的相关性。

T 波电交替的诊断意义

T 波电交替是 ECG 显示 T 波的形态、幅度和(或)极性呈现交替出现现象(图 20)，可发生在间歇-依赖性和肾上腺素-依赖性 LQTS 患者发作 TdP 之前，所以是一个重要的预后指标。T 波电交替可在休息期间出现，但更多见于情绪紧张或身体劳累过度时。Habbab 和El-Sherif(1992)报道先天性LQTS 新生儿患者，显著低血钾、低血镁和普鲁卡因胺各一例。前 2 例的 TU 波为心动过速-依赖性，出现在 TdP 之前；第 3 例是长间歇-依赖性，观察到第 1 个 TdP 的异位搏动起源于 EAD 的降支(图 21)。他们的临床和实验性观察提示：①TU 交替可能起源于 EAD 的 2:1 扩散或复极电流的恢复动力学的交替性；②APD 的交替。在同一个试验中可观察到以上两种机制。他们认为复极离散度增大可能是心室电不稳定性增高的结果。Shimizu 和 Antzelevitch(1999)通过细胞学和离子基础研究对 LQTS 动物模型进行快速频率刺激阐明 T 波电交替是起源于 M 细胞 APD 的交替出现，并由此而导致跨壁复极离散度增大的结果。

Nemec 等(2003)指出在多数情况下,在低心率时测定微伏 T 波电交替(μV-TWA) 常可作为心律失常危险的一个指标。因为 μV-TWA 具有频率–依赖的特点,所以在快速心室起搏时测定,即使是正常人也可出现阳性结果。当心率<110 bpm,阳性结果提示病理现象。又指出采用儿茶酚胺诱发的 μV-TWA,几乎有 1/3 的LQTS 患者获得阴性结果;其他常规运动负荷方法是否更好,有待进一步验证。

T 波与 U 波形态的诊断意义

心电图T 波是心外膜细胞、中层 M 细胞和心内膜细胞复极二、三时相动作电位的代数和，中层与心外膜电位差为正则 T 波正向;其差为负则 T 波负向。Yan GX 实验研究已阐明 T 波的形成机制,在病理条件下的 T 波形成,反映心室复极异质性的过程。其中M 细胞在心室复极延迟,QT 间期延长在 T 波的形成中起到重要作用。心电图 U 波是 T 波后出现的钝圆形波,可直立或倒置。Antzelevitch 认为正常 U 波产生于希浦系细胞的 APD 延长，异常大 U 波可以是 T 波的一部分。Yan GX 等指出 M 细胞 APD 明显长于内、外层心肌细胞,尤其常见于LQTS 患者。T 波和 U 波形成机制的阐述对于通过心电图评价 LQTS 机制和预后提供全新的价值。QT 间期大致反映 M 细胞的 AP 时程的程度，而 M 细胞 APD 的延长是产生 EAD 并导致触发活动形成的先决条件。T_{PE} 间期可以反映 TDR,已证明是预测发生恶性心律失常风险的一个有价值的指标(崔长琮,2007)。

心室复极不同类型的 QT 间期延长患者具有不同的 ST–T 波形态。T 波基底间期增宽是 LQT1 的特征;LQT2 患者通常具有 T 波幅度较小和(或)双峰(切迹)的特征;由于ST 段延长而 T 波明显延迟出现是 LQT3 的特征。自 1997 年以来,在国际长 QT 综合征注册机构 (International LQTS Registry) 的鼎力支持下，以及由 Keating、Ackerman 和王擎等领导的多个国际领先的心脏分子遗传学实验室的积极配合下，张莉和Vincent 等(2004)采用体表心电图对来自五大洲的 30 多个国家多种族的 400 多个LQTS 家系作了基因类型的预测。大约70%的家系具有典型的 LQT1、LQT2 和LQT3 的心电图特征，其中 2/3 获得基因预测的阳性结果,基因判断准确率达到 95%。约有 1/3 的家系虽然具有心电图分型特征,但基因检测阴性。另外,约有 30%的家系的患者呈现非典型心电图,提示可能存在未知的致病基因。

根据 LQTS 患者心电图的 ST–T 波形态特征把 Romano-Ward 综合征患者区分为 10 种心电图类型(Zhang L 等,2000;张莉、崔长琮、Vicent,2001) 包括先天性长 QT 综合征 1 型(cLQT1)基因的 4 种;先天性长 QT 综合征 2 型 (cLQT2) 基因的 4 种;先天性长 QT 综合征 3 型(cLQT3)基因的两种。

cLQT1 的 ST–T 形态(图 22): 其复极波可分为婴儿型 (图 22A)、T 波基底宽大型(图 22B)、正常 T 波型(图 22C)和正常T 波延迟出现型(图 22D)。

cLQT2 的 ST–T 形态(图 23): 多数导联 T 波幅度较低,常表现为双峰或切迹是其心电图表现的特征。分为 4 型(参见图 23):A 为明显双峰型 T 波 (第二峰位于 T 波降支早期);B 和 C 分别为微小双峰型T 波,前者第二峰位于 T 波顶部,而后者的第二峰位于 T 波降支，由于双峰常常很低,可使 T 波顶部呈平台状,易于被忽视;D 为低振幅双峰型 T 波(第二峰与 U 波融合),双峰间距较长,与低血钾患者的心电

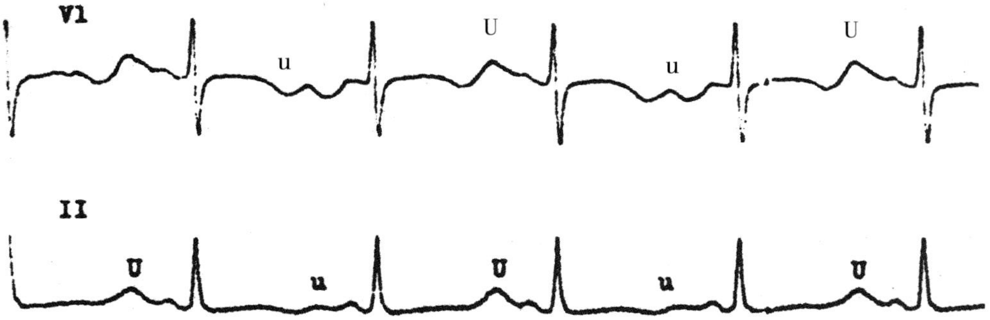

图 20 LQT2 患者出现 T 波电交替，表现在 V_1 导联 U 波的形态和极性交替和 II 导联 U 波的幅度交替。(周金台等，1994)

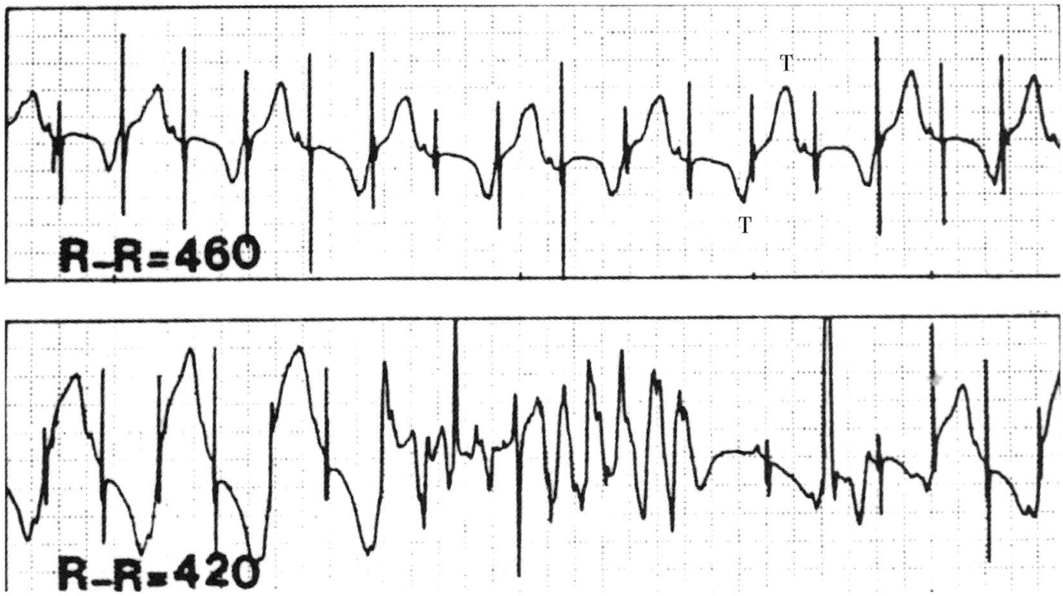

图 21 T 波极性交替。(引自：Habbab 和 El-Sherif, 1992)

图改变类似。

cLQT3 的 ST–T 形态（图 24）：可分为延迟出现高尖型 T 波（A）和延迟出现不对称高尖型 T 波（B）。

3 类长 QT 综合征基因类型的敏感性分别为 61%~100%，62%~100%，33%~100%；特异性分别为 71%~100%，87%~100%，98%~100%。其敏感性与特异性在家族组的分析中是较高的。然而，3 种基因型之间仍有重叠现象，其中有 1/3 的LQT3 型携带者的复极波与 LQT1 型基因携带者有相同之处。

T 波与 U 波形态异常对 QT 间期正常或近似正常患者的诊断很有帮助。显著异常的大 U 波和 U 波电交替更有助于诊断，尤其当 QTc 正常或不太长时更具有诊断价值。T 波与 U 波异常可因交感神经过度兴奋而更加明显。3 种类型表现可互相重叠。崔长宗（2001）指出根据 ST–T 形态判断先天性 LQTS 类型的可靠性可达 70%~100%。

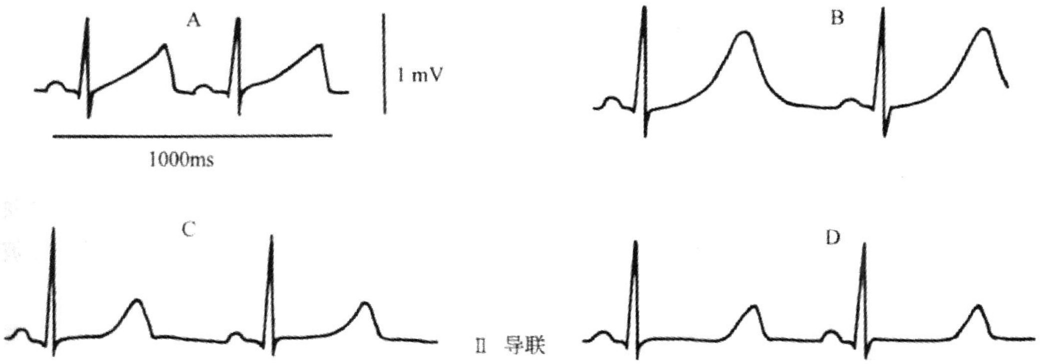

图 22　cLQT1 型心电图特征图解。A：婴儿型 T 波；B：宽大型 T 波；C：正常型 T 波；D：正常 T 波延迟型。

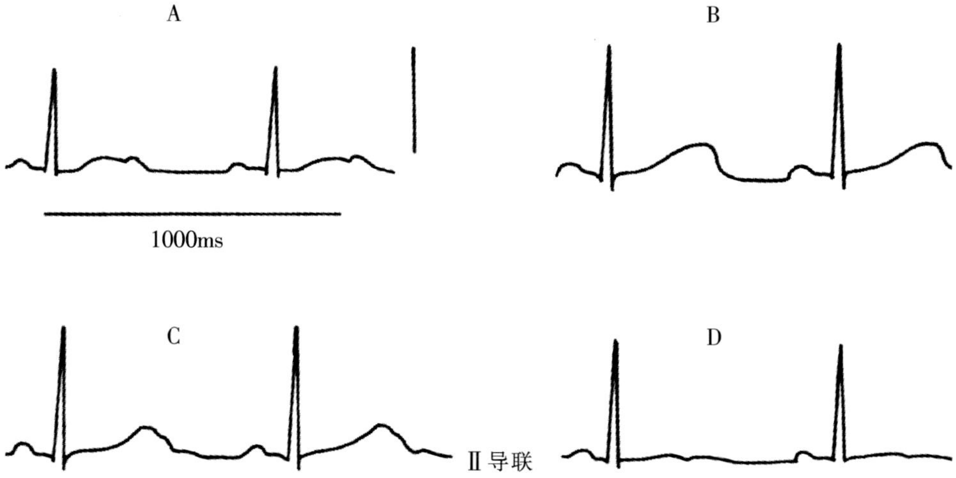

图 23　cLQT2 型心电图图解特征，见文中说明。

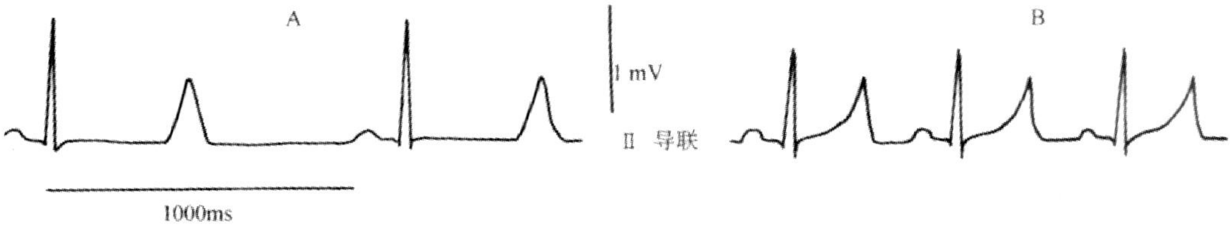

图 24 cLQT3 型心电图特征，见文中说明。

四、后天获得性长 QT 综合征的心电图特征

1984 年 Jackman 等就对 LQTS 与 TdP 作过详细描述。他们认为后天获得性长QT综合征的间歇-依赖性扭转型室速的最普通原因是抗心律失常药物的应用。奎尼丁和其他药物可产生心室复极化延迟，在心电图上表现为 ST 段、T 波和 QT 间期的变化，伴随从 T 波终末前起始的慢波（低频率）出现，这个慢波被若干学者命名为幅度增高的 U 波，当时在 U 波之前还加上一个问号(？)(见图 25)。有的学者认为是起源于 T 与 U 波融合和 QTU 间期延长；另有学者认为 U 波是一个独立存在的图形。通常在胸前的中部导联最为明显，任何原因的心室节律发生长间歇时均可加重其表现。长间歇包括窦性停搏、期外收缩后间歇和房颤时出现过长的 RR 间期等。接受致病性药物的少部分患者可因长间歇后引起幅度增高的大 U 波(TU 复合波)和 QT 间期延长。并观察到尖端扭转型室速之前几乎经常地发生大的 U 波，而且认为 U 波幅度与其后发作的 TdP 室速频率和持续时间有直接关系(图 26)。

五、引起 QT 间期延长的药物

新近证据提示继发于药物应用的长 QT 患者常在遗传学上具有易于引起 QT 间期延长的潜在因素(临床下 LQT2 基因)。能引起 QT 间期延长的药物见表 3(Viskin 等 2003)。

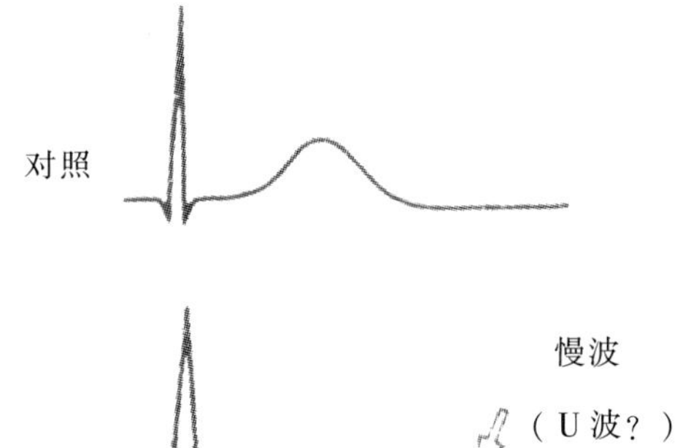

图 25 图解显示奎尼丁的影响。T 波幅度变小，其后出现低频慢波，一种幅度增高的 U 波。(引自：Jackman 等，1984)

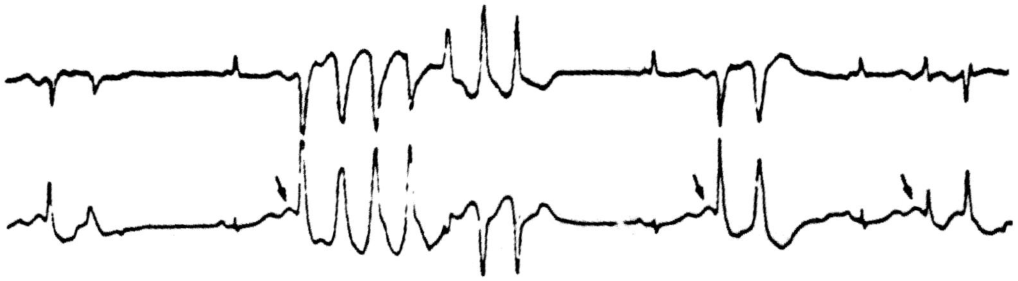

图 26　箭头示长间歇(室性早搏后,即窦性心脏搏动前间歇)后大 U 波,引发TdP。(引自:Jackman 等,1984)

表 3　能延长 QT 间期的药物

药物分类	药　物
麻醉剂,哮喘药物	沙丁胺醇(Albuterol), 麻黄碱, 肾上腺素,异丙基肾上腺素,间羟异丙肾上腺素(Metaproterenol), 沙美特罗(Salmeterol),特布他林(Terbutaline,β-肾上腺素受体激动剂)
抗组织胺制剂	苯海拉明(Diphenhydramine),阿司咪唑(Astemizole)
抗生素制剂	红霉素,甲氧苄啶(Trimethoprim),磺胺甲噁唑 (Sulfamethoxazole), 戊氧苯咪(Pentamidine),克拉霉素(Clarithromycin)
抗真菌制剂	酮康唑(Ketoconazole), 氟康唑(Fluconazole)
食欲抑制剂	芬特明(Phentermine), 西布曲明(Sibutramine,抗精神失常药)
减充血剂	去氧肾上腺素(Phenylephrine), 假麻黄碱(Pseudoephedrine)
利尿剂	吲达帕胺(Indapamide)
抗心律失常药	胺碘酮, 奎尼丁, 丙吡胺, 普鲁卡因胺, 索他洛尔 (Sotalol), 伊布利特(Ibutilide),多非利特(Dofetilide)
抗心绞痛药	苄普地尔(Bepridil)
抗低血压药	米多君(Midodrine)
防早产药	利托君(Ritodrine,骨骼肌松弛药)
精神病用药	阿米替林(Amitriptyline,抗精神失常药), 氯丙嗪(Chlorpromazine), 地昔帕明 (Desipramine), 奋乃静 (Perphenazine), 普鲁氯嗪 (Prochloroperazone), 三氟拉嗪 (Trifluoperazine); 氟哌啶醇 (Haloperidol); 利哌酮(Risperidone), 匹莫齐特(Pimozide);大剂量硫利达嗪(Thioridazine), 氟派利多(达哌啶醇,Droperidol),美索达嗪(Mesoridazine),美沙酮(Methadone)
止吐剂	多潘立酮(domperidone),吗丁啉

注:更多更新药物引起 QT 延长的信息可查:http://www.qtdrugs.org

第 五 章
离子通道基因与心脏动作电位

SCN5A、HERG 和 KVLQT1 分别作为 LQT3、LQT2 和 LQT1 的致病基因,因而导致在心脏动作电位中对于这 3 种通道蛋白离子流的进一步认识(图 27)。钠离子快速内流(SCN5A,INa)是造成心脏动作电位中 0 位相(Upstroke)的原因,且参与部分的 2 位相(平台期)的形成。被HERG 基因编码的钾离子流(IKr)参与 2 位相(平台期)和 2 位相后的快速复极形成(3 位相)。KvLQT1 和 minK 基因编码的钾离子流(IKs)参与 2 位相后的快速复极过程(3 位相)。至今仍有更多的基因离子流未能被认识到,这些有待阐明的离子流包括作用于 1 位相复极的快速外向钾离子流(ITo)

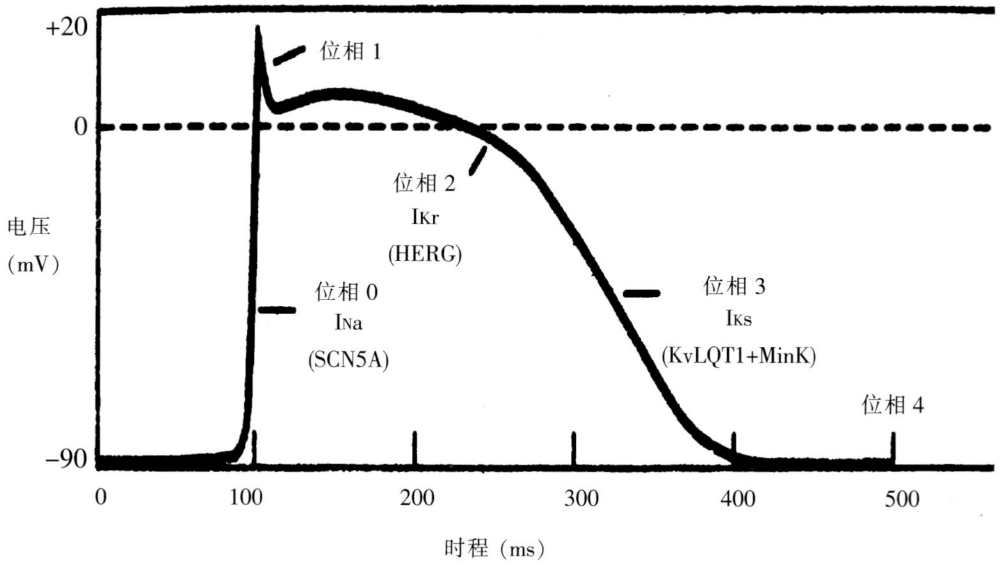

图 27 心脏动作电位:心脏动作电位时程可分为 5 个位相。动作电位的0 位相(phase)0 是突然向上波峰的快速除极,大部分属于快速内向的钠离子流(SCN5A);1 位相是突然向上的 0 位相波峰之后的快速复极,基本上是外向复极的氯化物离子流的结果;2 位相属于 Ca 和Na 离子的内向电流与氯化物和钾离子的外向电流(HERG, IKr)之间的平衡状态;3位相主要为平台期(2 位相)后的外向钾离子流(KvLQT1, IKs)的快速复极;4 位相是介于最大舒张电位(最大负值)与下一个动作电位(0 位相)之间,是缓慢的内向钠离子流与外向钾离子流之间的平衡状态。(引自:Towbin TA,Vatta M 2001)

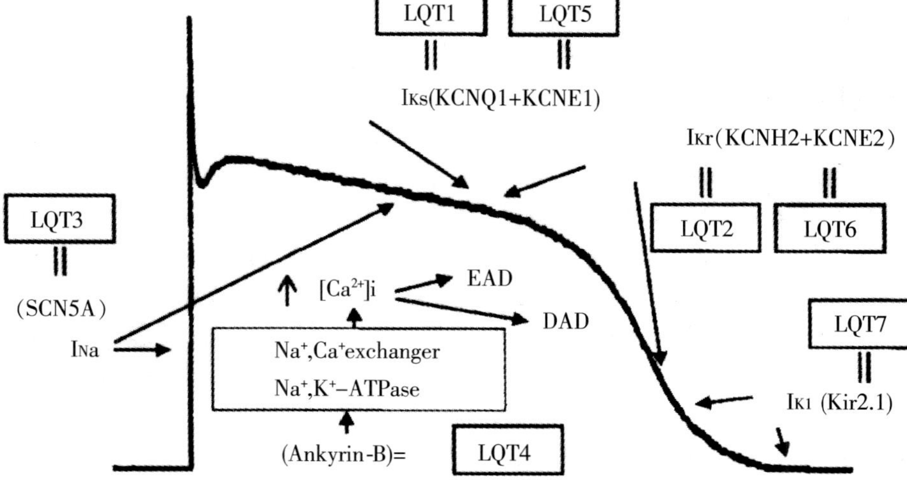

图 28 犬浦顷野纤维的动作电位。图解说明 7 个长 QT 综合征基因及其相关离子流变化。EAD=早期后除极，DAD=延迟后除极。Na,Ca^{2+}exchanger=钠，钙交换系统蛋白；Na^+,K^+ATPase=钠，钙腺苷三磷酸酶。(引自:Chiang, 2004)

和氯化物离子流(I_{Cl})；作用于 2 位相(平台期)钙离子流(ICa)；和参与维持4 位相(静息电位) 的内向整流钾离子流(IK1)。这些离子流在今后有可能会得到更多的认识，以期对人类心脏基础生物学的进一步了解。Chiang(2004)复习文献说明动物实验长 QT 综合征犬模型在心脏动作电位不同位相发生的异常离子流变化，阐述了遗传学与分子学机制(图 28)，其中有关两个I_{Ks} 亚单位(α 和 β)组成LQT1 的 I_{Ks}，是在 Sanguinetti 等(1996) 的实验室首先阐明的。

第 六 章
长 QT 综合征基因型与表现型的相关性

张莉等(2004)认为:导致 LQT 1-3 型出现明显区别的典型心电图特征性表现的根本原因是编码心脏离子通道蛋白的基因突变影响了 3 种不同的离子通道。Moss 等(1995)研究表明离子通道基因突变决定 LQTS 患者的大部分心电图表现。所以通过近年来的研究已经认识到根据 ECG 的特征性变化可以识别出基因突变所属基因类型 (Schwartz 等,2001; Zhang L 等,2000)。基于 LQT1、LQT2 和 LQT3 的基因突变不同,在心电图上表现出异常 T 波的形态也不同: LQT1 患者的 T 波基底增宽,LQT2 患者的 T 波呈现为低幅度的锯齿状或双峰状,LQT3 患者由于明显延长的 ST 段使 T 波延迟出现。Zareba (1998) 报道不同的基因突变可产生具有不同触发诱因的特殊临床表现型和不同的预后。Moss 等(1999)报道 LQT1 患者常常在体力活动时(例如游泳等)出现症状。Wilde 等(1999)报道 LQT2 患者则常常由于声音刺激诱发心脏事件,并认为在诊断上可区别于 LQT1。相反的, LQT3 患者心脏事件则常常发生在睡眠期间。表 4 显示通过 LQTS 患者心脏事件的诱发因素可以区分基因类型, 在 5 个家族中的 23 例 LQT1 患者心脏事件中无一例由声音刺激引起; 而在 6 个家族中的 16 例发作心脏事件的LQT2 患者则有 60%(9 例) 是由声音刺激引起; 相反的, 有 78%(18 例)的 LQT1 患者心脏事件的诱因是运动, 而仅有 13%(2 例) LQT2 患者是由运动引起(表 5)。所以认为在心律失常事件的发生中,根据声音刺激因素的存在与否可以用于区别LQT1 和LQT2 两个类型的患者。Schwartz 等(2001)分析多中心研究的 670 病人特异基因的心脏事件触发因素,结果显示: 声音刺激很少见于 LQT1 病人(2%),较少见于 LQT3 病人,而较多地发生在 LQT2 病人(26%);相反的,80%声音刺激诱发心脏事件的均属于 LQT2 病人,又值得注意的是其中多数心脏事件(64%)发生在睡眠中。又显示:游泳作为触发因素尤多见 LQT1 病人 (33%), 很少见于 LQT2 病人(0.6%),不见于 LQT3 病人;又指出 99%游泳诱发心脏事件的均属于 LQT1 病人。

基因突变特征对患者预后具有非常重要的意义。在 LQT1、LQT2 和 LQT3 患者

表 4　症状性 LQT1 和 LQT2 基因携带者心脏事件的诱因

基因	运动	紧张	声音	未知的
KvLQT1	18 例	9 例	0 例	2 例
(LQT1,23 例)	(78%)	(39%)	(0%)	(9%)
HERG	2 例	3 例	9 例	4 例
(LQT2,15 例)	(13%)	(20%)	(60%)	(27%)

之间，心脏事件的发生与 QTc 间期有很大关系。总的说，LQT1 和 LQT2 患者在早期发生心脏性昏厥多于 LQT3 的患者，但发生心脏猝死则相对较低；相反的，LQT3 患者发生心脏事件虽然很少，但是一旦出现症状，其心脏性猝死的概率则显著增高。

另外，对药物反应也与基因类型有关。β-阻滞剂被证明属于 LQT1 患者第一线有效的药物，但对 LQT3 患者的疗效则很不理想。初步治疗经验提示 LQT3 患者可得益于 Na^+ 通道阻滞剂如美西律和氟卡尼(Flecainide)，但尚缺长期临床观察的进一步证实。实验数据表明美西律能降低 LQT3 患者以及 LQT1 和 LQT2 患者的跨壁离散度，并可预防 TdP 的发作，提示能延迟内向 Na 离子流的药物可能对全部长 QT 综合征患者都会有一定的疗效(Shimizu、Antzelevitch，2000；Shimizu、Antzelevich，1997)；但到现在仍未能有较多的临床治疗经验可供参考。Moss 和 Kass(2005)复习文献中，已有特异 SCN5A 突变的药理学治疗的报道，但尚需观察其安全性与治疗效果。

另一方面，亦要注意到同一基因突变的家属基因突变携带者可以出现不相同的 QT 间期和症状。Brink 等(2005)报道22个南非洲 LQTS 家系，共有 320 名成员，其中166 名为基因携带者。这些成员携带同一种基因(KCNQ1)突变(A341V)，但是却出现临床症状表现型则具有非常明显的差异性，包括 QT 间期的变化范围和心脏事件的发生频率。在未服用 β-受体阻滞剂前测得 QTc 间期的变化范围很大(406~676 ms)，其中 12% 的 QTc 间期属正常(≤440ms)；QTc 间期 ≥ 440ms 患者的心脏事件发生率增高(P=0.033)；心率 < 73 bpm 者具有较低的危险性(P=0.035)。又一发现是 KCNQ1-A341V 长 QT 综合征患者比大量的数据库中的 LQT1 患者危险性更大(即属于严重的 LQTS 表现型)。

第 七 章
长QT综合征与尖端扭转型室速的临床诊断

患者常可出现昏厥或昏厥前症状,甚至心脏性猝死，并可有TdP和QT间期延长的心电图记录,常伴有家族史或后天获得性LQTS发病因素。(尖端扭转型室速的心电图诊断详见本书第一章)

漏诊问题：由于①临床表现的多样性,②诊断的复杂性,③很多临床医师对该病缺乏足够的认识,所以仍有很多的长QT综合征患者没有得到及时诊断。

误诊为运动性气喘的教训(Hampton，2003):1例12岁女孩因昏厥和气喘发作被诊为运动性气喘并给予β-受体兴奋剂而导致患儿于轻微活动后引发TdP,继而死于心室颤动。死后发现她的姐姐心电图QT间期延长,最后她的14名家庭成员均被诊为长QT综合征。

误诊为癫痫发作的教训(Zhou JT等,1992):1例17岁女孩于1990年入院,8岁时发病,入院前4年间频频发作昏厥和癫痫样抽搐,曾被误诊为癫痫。患者经常处在死亡危险的边缘,家族女成员均具有明显的T波异常和QTc间期延长。10多年后其姐姐同样于经期出现昏厥发作;其母亲无症状；其祖母88岁时出现与先证者完全一样的频繁发作性昏厥症状达30余小时,其后于最后一次发作时出现心脏性猝死。

QTc间期延长的诊断价值：大多数先天性长QT综合征患者的QTc间期超过440 ms，另有6%~12%患者的QTc间期在正常范围，而且大约1/3患者的QTc间期≤460 ms (Zhang et al,2000)。通常静止心电图上可发现QT间期延长,QTc间期(Bazett公式:QT间期校正值 = QT间期/$\sqrt{RR间期}$,均以秒为单位)超过0.44 s可诊为QT间期延长。最近Vincent(1998)的研究发现:在排除药物、电解质紊乱和其他原因的条件下，男女QTc间期分别达到0.47 s与0.48 s时,100%患者可诊断为先天性长QT综合征;如果分别小于0.40 s和0.42 s时则可除外诊断。

有报道大约40%患者的静止ECG QTc不延长而需行运动试验观察恢复期QTc间期，对比观察心率达100 –110bpm的恢复期,100 % LQT1和89 % LQT2患者QT间期延长。对于有症状或家族史阳性(昏厥、抽搐和心脏猝死)的患者,应做24小时Holter动态心电图监护,运动试验和重复检查坐位/站立位的心电图变化可有助于诊断。

T波与U波形态异常的诊断价值:除Q T间期延长,LQTS患者另一个重要表现是T波与U波的异常变化,根据其特征可对cLQT1、cLQT2和cLQT3综合征做出临床鉴别诊断。对QTc间期在正常范围或正常边缘的先天性LQTS患者,T波形态特征性变化更具有诊断价值。T波电交替的出现反映心室复极的电不稳定性增加,对LQTS具有较大的诊断意义(Schwartz,1985)。将近1/3先天性长QT综合征有窦缓伴窦停，其中以LQT3综合征患者更为常见。

一、先天性长 QT 综合征的诊断要点

Schwartz 等（1993）提出的先天性长 QT 综合征诊断要点评分标准见表 5。

二、3 种常见先天性长QT 综合征基因类型的鉴别诊断

Towbin(2001)认为基因检查不仅耗时很多，而且约有 50%未能检出，结合症状和家族史，心电图分析患者 ST-T 波形特征对 LQT1、LQT2 和 LQT3 的基因分型均很有价值。而且，通过心电图分型可简化基因分型的初始实验室工作。

结合发病诱因与临床表现的特征，家族病史与治疗特点，心电图对基因分型则显得更为有意义，见表 6。

三、心电图运动负荷试验对 LQTS 分型的诊断意义

在 LQTS 中，最常见的类型是 LQT1 和 LQT2。LQT3 较少见，其他类型更属罕见。

表 5　先天性长 QT 综合征诊断计分标准

	计分
1.心电图表现(无药物或其他影响者)	
(1)QTc = 或 > 480 ms	3
QTc= 460~470 ms	2
QTc= 450 ms(男)	1
(2)TdP (除外后天性原因)	2
(3)T 波电交替	1
(4)T 波切迹 (3 个导联)	1
(5)静息心率低于相应年龄正常人 2 %	0.5
2.临床表现	
(1)昏厥，有紧张和劳累等诱因	1
昏厥，无诱因	0.5
(2)先天性耳聋	0.5
3.家族史	
(1)家族中有确诊为长 QT 综合征患者	1
(2)< 30 岁直系亲属心脏猝死病史	0.5

注 1：这个表比 1985 年发表的更具体、更可靠。如大于 4 分则可成立诊断；2~3 分时有待进一步检查；≤1 分则诊断 LQTS 可能性小。作者指出这一诊断要点的改进有助于早期确诊和治疗。今后仍会有进一步修改和完善诊断要点的必要性。Schwartz 于 2006 年发表的综述仍保留这个诊断意见。

注 2：QTc 间期依据 Bazett 公式(QT/RR 平方根)计算，必须以秒为单位。昏厥与 TdP 共存时仅取其一计分。家族史中两项不同时计分。

所以 LQT1 的 KCNQ1 和 LQT2 的KCNH2 基因突变分别导致延迟整流钾电流的缓慢(IKs)与快速(IKr)α 亚单位激活的功能性缺陷尤其受到关注。已经观察到不同基因类型伴随离子通道异质性功能变化，可出现不同形态的T 波变化。又观察到不同基因对β-肾上腺素的敏感性各异。与其他基因比较，肾上腺素因素(劳累或紧张)引发LQT1 心脏事件(TdP 和 SCD) 的发生频率更高，同样发现β-阻滞剂预防 LQT1 患者心脏事件更有效。电生理研究显示肾上腺素可使LQT1 的 QT 间期显著延长 (IKs 外向电流下降和Ica、L 内向电流增加)。在心率相对较慢时，由于 LQT2 的基础 IKr 外向电流降低可引起心电图 T 波显著变化。所以， Takenaka、Tomohiko 和 Shimizu 等(2003) 采用运动负荷试验来研究 β-肾上腺素对LQT1 和LQT2 患者心电图参数的影响，并与健康人进行对比。观察运动前、运动期间和恢复期的 QTc、TPEC(反映心室跨壁复极离散度)和 T 波形态的特征性变化。

采用标准 Bruce 程序进行研究，QTc 数值计算公式= $QT/RR^{1/2}$ ，TPEC(TPE 的校正值) 的公式= $TPE/RR^{1/2}$ 。LQT1 的顶峰和 LQT2 双峰 T 的第一峰作为 T 波的 P (Peak)点，正向波的 E(End)点采用ECG

表 6　基因类型的鉴别诊断

基因类型	QT 间期	ST 段	T 波	诱因%	诱发因素	有效药物
LQT1	中度延长	缩短	基底宽大	85%	运动	普萘洛尔，钾通道开放剂
LQT2	中度延长	延长	双峰低平	67%	噪声	普萘洛尔，钾盐
LQT3	显著延长	延长	晚发窄高	33%	休息心缓	钠通道阻断剂(美西律)

表 7　运动前后健康正常人和 LQT1 与 LQT2 患者参数变化

	QTc 间期	TPEC 间期
正常对照 22 例	402±36 ms	99±36 ms
LQT1 患者 30 例	510±38 ms	143±53 ms
LQT1 运动负荷	599±54 ns	215±46 ms
LQT2 患者 19 例	520±61 ms	195±69 ms
LQT2 运动负荷	502±82 ms	163±86 ms

等电位线与最大降支(下坡)切线的交叉点为准。选包括 V_5 和 V_6 在内的 12 导联中的 4 个导联 T 波变化最显著者。运动前后健康正常人和 LQT1 与LQT2 患者参数变化见表 7。结果显示 LQT1 患者运动后 T 波基底部增宽,QTc 和 TPEC 间期有意义延长;相反的,LQT2 患者运动后 T 波降支出现明显切迹而其 QTc 和 TPEC 间期变化则无意义。运动后 LQT1 患者 QTc 和TPEC 延长提示致死性心脏事件发生于 LQT1 患者运动时的理由,亦表明运动负荷试验对 LQT1 和 LQT2 综合征具有鉴别诊断意义。

根据以前文献报道，约 2/3 的 LQT2 患者显示 T 波低幅度的双峰表型，但是 Takenaka 等资料显示有 1/3 患者可以表现为 LQT1 患者最常见的基底部增宽的 T 波特征,所以基底部增宽的 T 波很难作为 LQT1 患者独有的诊断依据。相反的，LQT1 和 LQT2 患者 T 波形态对运动负荷试验具有不同的反应。休息时基底部增宽的 LQT1 组患者运动期间保持不变；更为有意义的是其他类型 T 波包括 T 波形态正常的 8 例中的 7 例和 T 波延迟出现的 7 例中的 3 例，在运动时均变为基底部增宽的T 波,并且又伴有 QTc 间期和TPEC 间期的显著延长，提示对 LQT1 综合征具有诊断价值。相反的,大部分 LQT2 患者在运动期间 T 波变为明显的低幅度的双峰型(明显切迹的顶峰发生在 T 波降支)，包括 LQT2 患者原来 T 波基底部增宽的 6 例中的 4 例。Takenaka、Tomohiko 和 Shimizu 等(2003)研究证明运动负荷试验对 LQT1 和 LQT2 的鉴别诊断具有重要意义。

近来我院为一名 20 岁女性先证者(参阅本章“六”例 3)进行标准 Bruce 运动负荷试验,运动结果使心率达 164 bpm 时 QTc 间期和 TPEC 间期变化不大（运动前 61bpm，QTc =602ms，运动后 164 bpm，QTc =529ms)。恢复期以上参数缩短(113bpm 和 86bpm 时,QTc 间期分别为 494ms 和 575ms);更明显的变化是,入院时 QTc 间期显著延长而 T 波则表现为基底部明显增宽,12 天后进行标准Bruce 运动负荷试验:运动前 T 波呈低幅度双峰形态;运动达 151 和 164bpm 时,T 波第二峰显著增高而与 P 波融合。恢复到113bpm 时,双峰接近消失;达 86 和75bpm 时,又出现双峰,第二峰高于第一峰。所以,本例运动试验对 QTc 间期影响不明显,但可导致 T 波第二峰显著增高而与 P 波融合是一个特征。患者为短跑运动员,在跑步时未曾发病,而是在上课期间接电话精神高度紧张时出现昏厥。综合上述情况,本例可符合 LQT2 的诊断。

1999 年 Swan 等曾经观察运动负荷过程中 LQT1 和 LQT2 患者及健康对照者的窦结功能和心室复极功能。结果表明 LQT1 患者在运动后 QT 间期明显延长伴变时功能下降；相反,LQT2 患者则QT 间期显著缩短伴正常的心率变时反应。本文患者心率降到 86 和 75 bpm 时出现低幅度的双峰 T 波可支持 LQT2 的诊断。

四、肾上腺素诱发试验对 LQTS 分型的诊断意义

Shimizu(2005) 复习文献认为肾上腺素(副肾素)输液对 LQT1、LQT2 和 LQT3 有鉴别诊断意义。刺激交感神经可产生能反映 LQT1、LQT2 和 LQT3 患者心室复极离散度(TDR)的QT 间期和 T 波顶峰-T 波终末(TPE)的间期呈现基因特异反应(图 29-A)。肾上腺素峰值(peak,肾上腺素输液

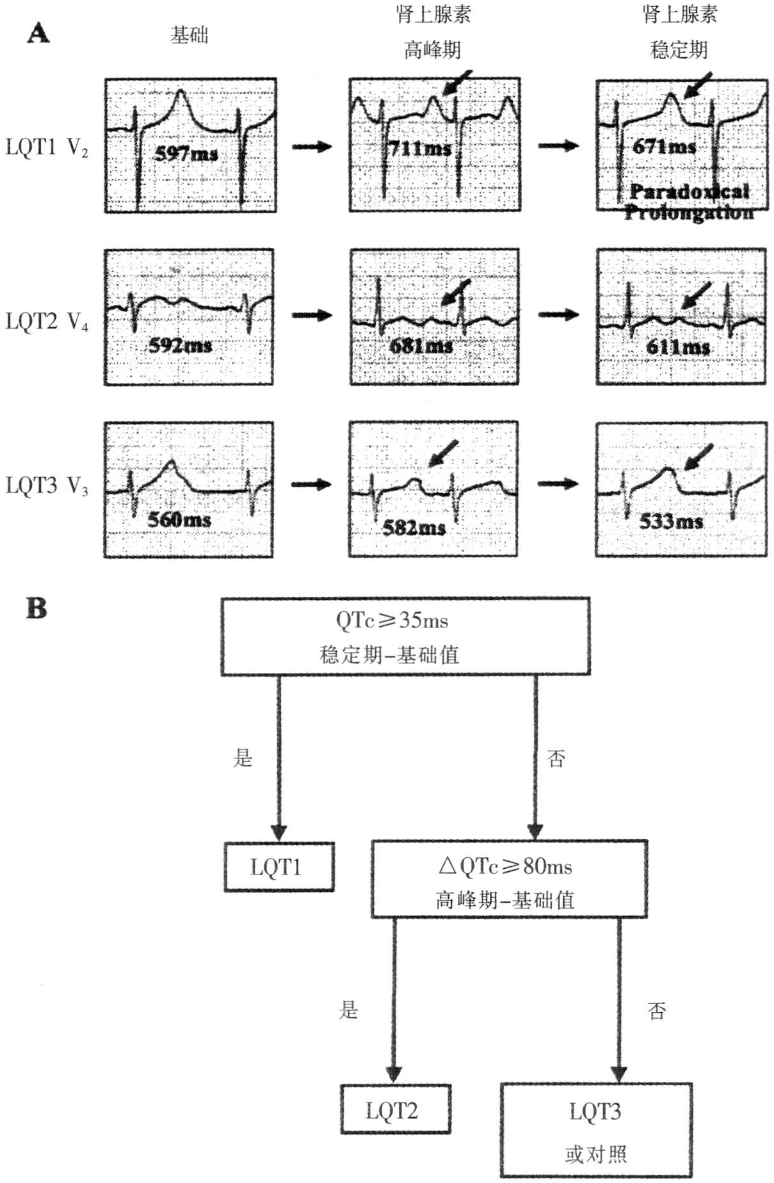

图 29 LQT1、LQT2 和 LQT3 综合征患者肾上腺素输液对基因特异性 QTc 间期的反应(图 A)和对基因类型的预测(图 B)。图 A 上条为 LQT1 患者:QTc 间期在高峰期显著延长(从 597 ms 延长到 711 ms)并保持到稳定期（高达 671 ms）；图 A 中条为 LQT2 患者:QTc 间期在高峰期显著延长（从 592 ms 延长到 681 ms),但在稳定期缩短到 611 ms的基础水平;图 A 下条为 LQT3 患者:在高峰期 QTc 间期轻度延长(560 ms → 582 ms),但明显小于LQT1 和 LQT2 患者,而且在稳定期降低到基础水平以下(533 ms)。图 B 为应用 QTC 间期之差对各型 LQTS 患者鉴别诊断的图解流程。稳定期-基础植≥35 ms (QTc)可诊断为 LQT1;否则,若高峰期-基础期≥80 ms(QTc)可诊断为 LQT2; 若 < 80 ms 则诊断为 LQT3 或属于对照组。

开始 1~2 分钟内，此时心室率最快）时QTc间期显著延长，并在稳定期（Steady-state，肾上腺素开始后 3~5 分钟）保持延长，支持LQT1 患者的诊断。LQT2 患者在峰值时同样延长，但在稳定期返回基础值（Baseline）。相反的，LQT3 患者在峰值时QTc 延长很小（与 LQT1 和 LQT2 相比），并且于稳定期缩短到小于基础值，提示肾上腺素输液可预测 LQT1、LQT2 和LQT3 综合征患者 QTc 间期之差的特异反应（图 29B），所以具有较大的诊断意义。

五、IKr 通道阻滞剂红霉素输液对诊断潜在 LQT2 患者的价值

Jeyaraj 等（2008）指出 β-肾上腺素刺激可证实潜在 LQT1 病人，但尚无可靠方法能证实潜在 LQT2 病人；因而提出采用 IKr 阻滞剂红霉 1g 于 1 小时期间均匀静脉输入的诊断方法。临床研究结果认为红霉素是安全方便的，能阻滞 IKr 受体进而产生浓度依赖性的复极延长。红霉素浓度达到 20μg/ml 时可能诱发出 EAD。结果输入红霉素后，对照组（基础 86±3mg，红霉素后86±2mg；P=NS）和 LQT1 患者（基础 103±9mg，红霉素后 92±7mg；P=NS）的变化无意义。然而在 LQT2 患者中，红霉素能引起 Tpe 间期的显著延长（从基础的 102±11mg 延长为 120±11mg；P=0.001）。他们的结论是：短效的 IKr 通道阻滞剂可使敏感的复极离散度指标 Tpe 间期显著延长，因而有助于诊断潜在的 LQT2 患者。

六、长 QT 综合征与尖端扭转型室性心动过速临床诊断的分析范例

例 1 17 岁女性患者诊断为家族性长 QT 综合征的依据如下：

（1）患者（先证者）于 8 岁时，因老师发问首次突然昏倒，17 岁时因频繁昏厥抽搐4 年入院。本患者于儿童时期发生昏厥，应首先考虑存在长 QT 综合征的可能。月经期、精神紧张、声音刺激等为患者发病主要诱因。根据 Schwartz 诊断标准，有明确的诱因与昏厥，诊断要点可达 1 分。

（2）昏厥抽搐发作中记录到具有扭转型室速（图 30）心电图诊断的价值。本例在排除后天性长 QT 综合征发病因素［例如曾使用导致 QT 间期延长的药物奎尼丁等和（或）出现低血钾等］，按照Schwartz 诊断标准，诊断要点计分达 2 分。

电生理学检查时同时采用单相动作电位(MAP)记录，有利于扭转型室速（TdP）与心室颤动（VF）的鉴别诊断（图 31）。

（3）患者体表心电图显示 QTc 间期明显延长（图 32：616 ms 和图 33：672 ms）。

图 33 显示患者在植入 VVI 起搏器后，起搏电极脱位时记录到的心电图同样显示QTc 间期明显延长（QTc=0.672s）依据计分标准，可给 3 分。

（4）T 波特征性图形的诊断价值：同一患者在不同的时期可出现很不相同的心电图波形，尤其要注意 T 波的动态变化。图 34 显示 I、II、aVF、V_3–V_6 共 7 个导联的 T 波显示低幅度的切迹，提示符合 LQT2 基因型心电图。按照 Schwartz 诊断标准需具有 3 个导联以上具有切迹的 T 波，所以本例诊断要点计分可达 1 分。

（5）T 波幅度或极性电交替现象和 T 波波形动态变化的诊断价值。

新近认为 T 波电交替的发病机制是基于心室复极异质性延长及其离散度增高导致快速性室性心律失常（Takagi，Yoshikawa，2003；Shimizu 和 Anzelevitch，

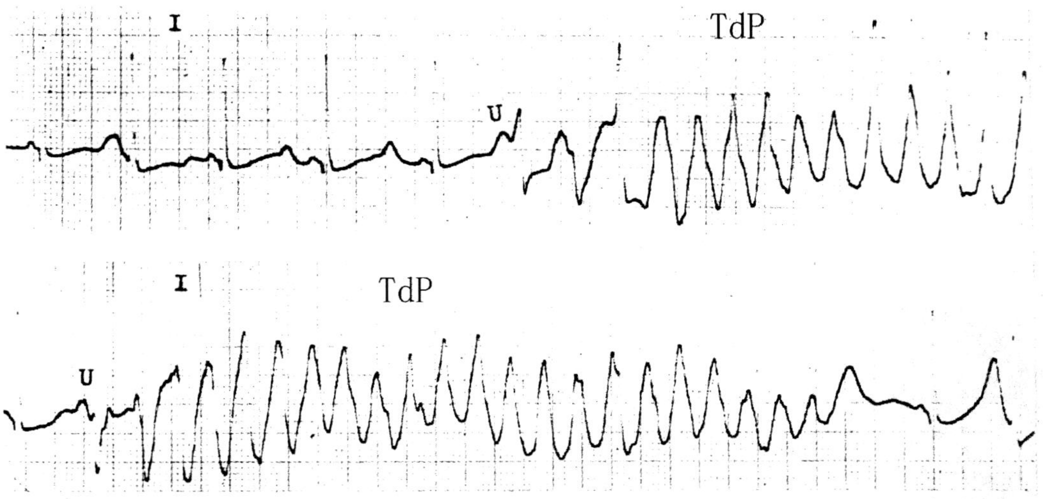

图 30 扭转型室速(TdP)属于肾上腺素-依赖性类型。可见 U 波进行性增大(U),在 U 波顶峰附近触发了扭转型室性心动过速的第一个搏动。TdP 发作前心率约 60 bpm,不同于间歇-依赖型 TdP(见本文发病机制中电生理学机制短-长-短序顺序的心电图表现)。

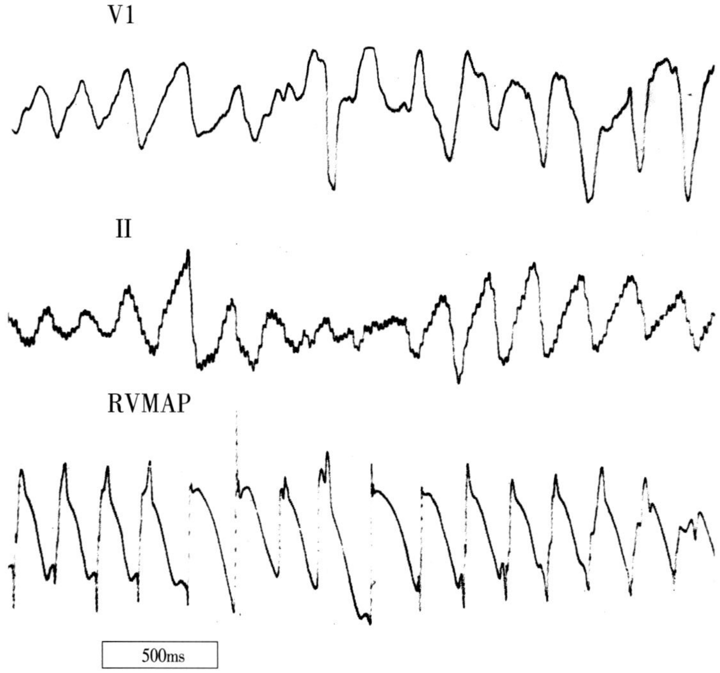

图 31 肢体 II 导联(中部图条)的心电图怀疑短暂室颤,但右室单相动作电位(MAP,最下图条)显示触发活动的图形,因而可证明是属于多形性室性心动过速的一种心电图表现而不属于心室颤动的图形。

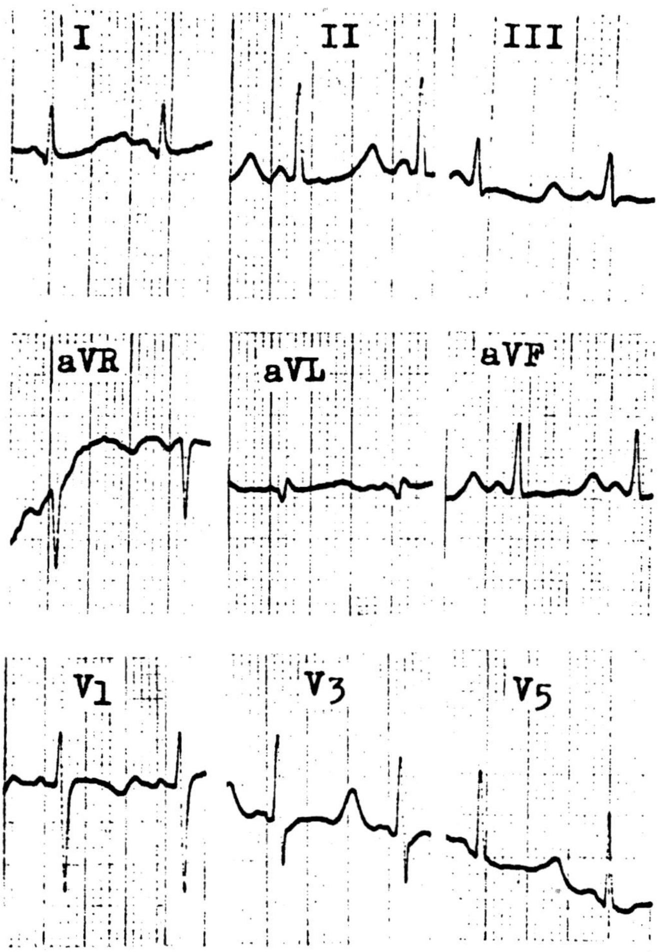

图 32　17 岁时 ECG 显示多数导联出现大 U 波，测 aVF 导联 QT= 0.47 s，RR= 0.58 s，QTc= 0.616 s。

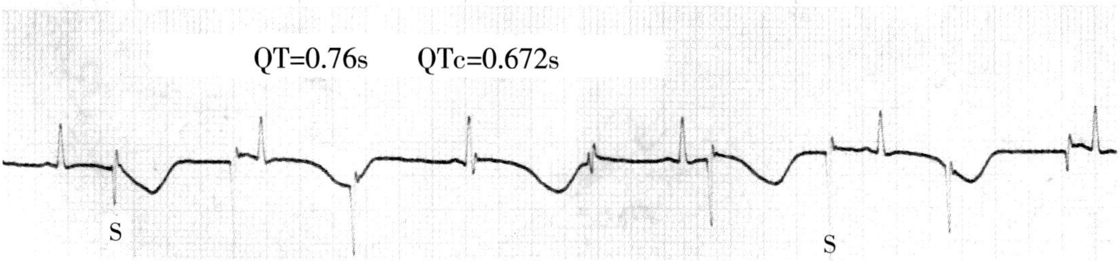

图 33　患者埋植 VVI 起搏器后电极脱位，图中"S"提示为无效脉冲（不夺获）。QTc 间期明显延长到 0.672 s（习惯上常以毫秒为单位，则等于 672 ms），其计算公式应该是：$QTc = QT/\sqrt{RR}$，注意必须均以"秒"为单位，才能计算出合理数值。被认为女性患者，当 QTc > 480ms 则可百分之百诊断为长 QT 综合征。按 Schwartz 诊断标准具有诊断要点计分达到3 分。

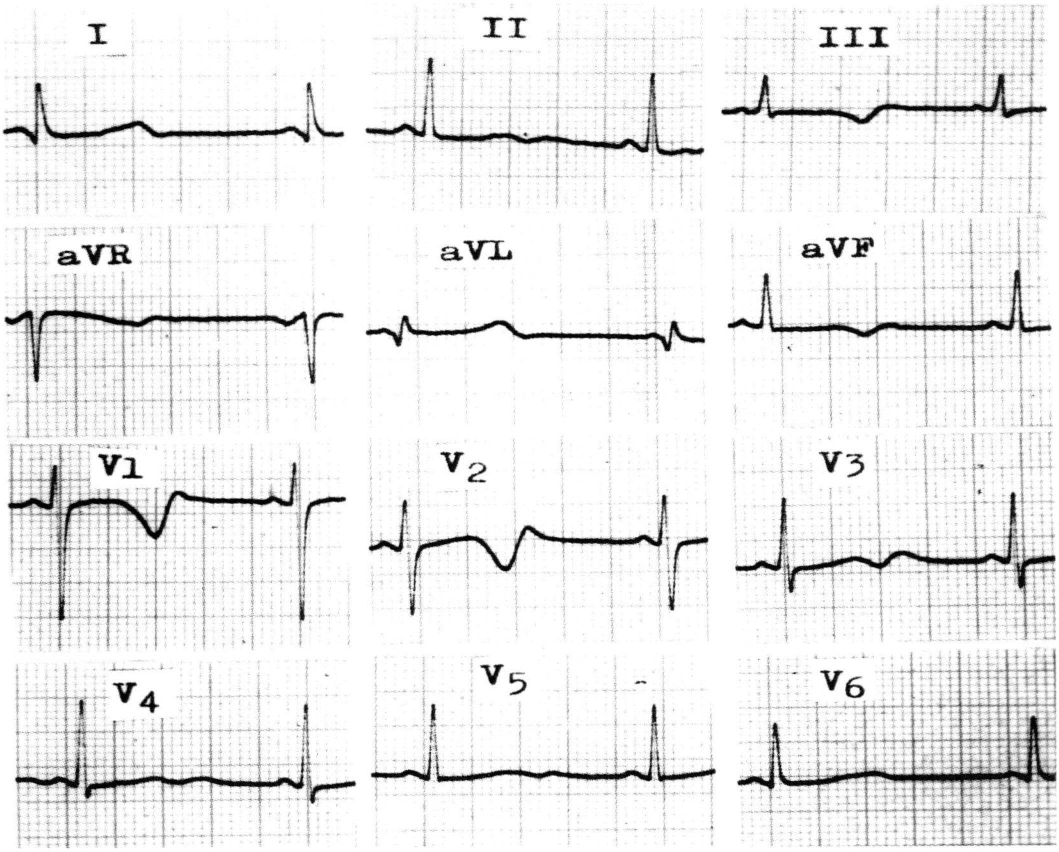

图 34 多数导联 T 波出现低幅度的双峰样切迹(见文中说明)。结合患者对声音刺激极为敏感,临床上非常符合 LQT2 基因突变所致的长 QT 综合征。

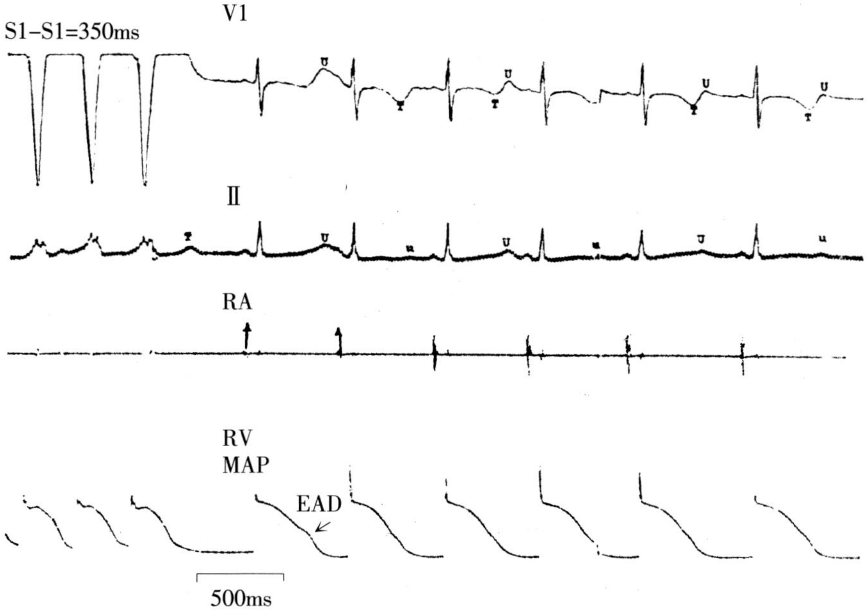

图 35　心室刺激(S1–S1=350 ms)终止后出现大 U 波(V_1 导联)与 EAD(最下图条:RVMAP),继则出现 TU 波幅度电交替现象(II 导联)和 TU 波极性交替现象(V_1 导联)。注意心室刺激终止后第一个 U 波幅度增大的同时出现 EAD。

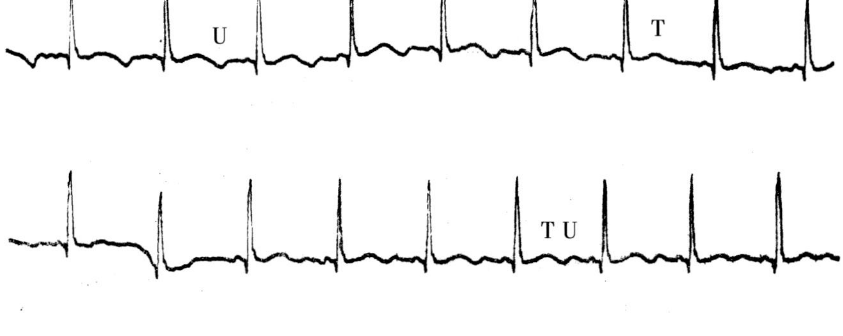

图 36　I 导联连续记录。上条:U 波倒置;中条:由 U 波倒置变为 T波直立;下条:TU 波呈低双峰现象。

1999)。对犬左室壁动脉化模型快速起搏刺激中层细胞(M 细胞)使跨壁复极化逆转而导致 T 波电交替。M 细胞动作电位时程的交替变化可加重跨壁复极离散度增高而引起 TdP 的发作。Eggwling 等(1992)对 14 例长 QT 综合征患者和另 14 例年龄性别等条件相匹配的健康对照人群进行动态心电图检测，结果 LQTS 组中有 2 例出现 TdP,2 例出现 T 波电交替,另 1 例出现心动过缓；而在对照组中则全部均正常。图 35 显示终止 S1S1(350ms)刺激后立刻出现 U 波幅度和极性交替出现(周金台、郑良荣,1994),有助于长 QT 综合征的诊断。依据 Schwartz 诊断标准,诊断要点达到 1 分。

图 36 可见 TU 波极性和图形出现动态变化,具有 T 波电交替的临床意义。

(6)家族成员心电图及血液儿茶酚胺异常变化的诊断意义：家族成员心电图 QTc 间期延长与 T 波异常变化,可证明患者属于家族性长QT 综合征的诊断。从本家系复查结果来看,也表明家族成员心电图发生异常变化,提示心电图和动态心电图检查对于LQTS 诊断都很有帮助。

①先证者入院时及以后,其姐姐心电图的变化:图 37 示 I、II、III、aVF、V_4、V_5 和 V_6 导联 T 波有明显的切迹，同样可符合 LQT2 基因型长 QT 综合征的诊断。

②先证者的姐姐动态心电图检查的诊断价值。图 38 在 9 :20AM 的动态心电图记录,I、II、III、aVF、V_2–V_6 共 10 个导联显示 T 波双峰样(切迹)变化,表明动态心电图检查对 LQTS 具有诊断价值。

图 39 于 20:45PM 的动态心电图记录，不同于 9:20AM 的记录之处是 V_1–V_3 导联T 波倒置。

③先证者母亲的心电图表现。II、aVF、V_3–V_6 导联 T 波显示低双峰（切迹）特征(图 40)。

④先证者姐姐的血液检查显示交感神经递质活性增高：去甲基肾上腺素 426ng/L（正常值=196±166），副肾上腺素 87ng/L（正常值=58±41），多巴胺 57mg/L(正常值=44±8)。化验结果支持交感神经递质活性增高的 LQTS 的诊断。

先证者家族中姐姐、母亲及祖母的心电图明显异常和相关的心脏事件，按照 Schwartz 标准诊断要点计分,可达 1 分。

(7)诊断小结:依据 Schwartz 诊断标准，诊断要点达 4 分则可成立 LQTS 的诊断,本患者可达 7 分。本患者对声音刺激非常敏感,而且先证者与家族成员的心电图T 波显示幅度较低,呈典型双峰(切迹)图形,符合 LQT2 基因型诊断。于 2002 年 6 月 23 日做血液基因分型检测,至今未获得结果。

(8) 临床心脏电生理学研究结果:本例采用单相动作电位记录技术,在心室程序电刺激和静脉点滴增量肾上腺素时分别记录到 EAD、大 U 波和(或)触发活动与短阵尖端扭转型室速，为明确先天性 LQTS 的诊断和 TdP 的发生机制奠定基础。

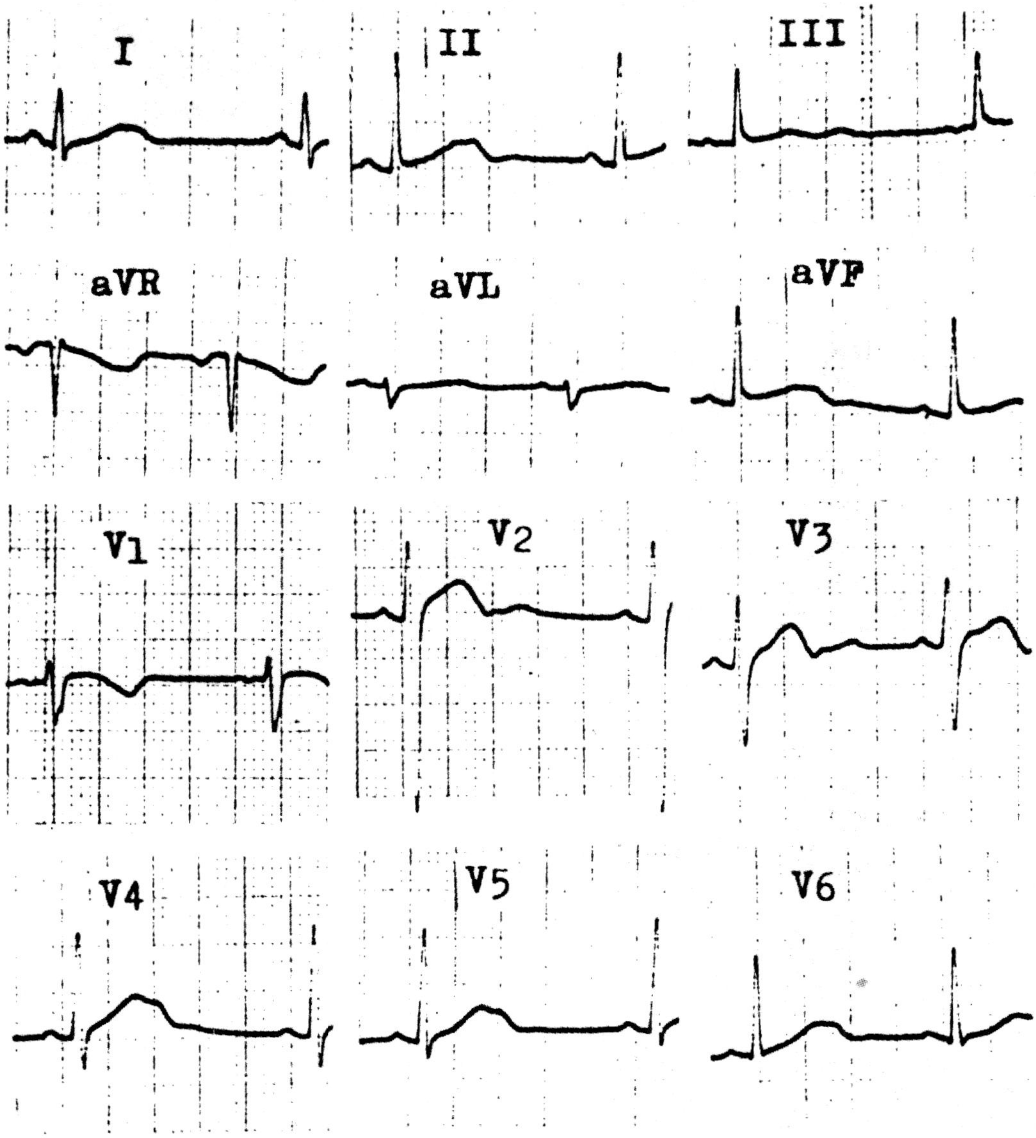

图 37　先证者姐姐显示多导联心电图的 T 波出现明显切迹。符合 LQT2 基因型的临床诊断。

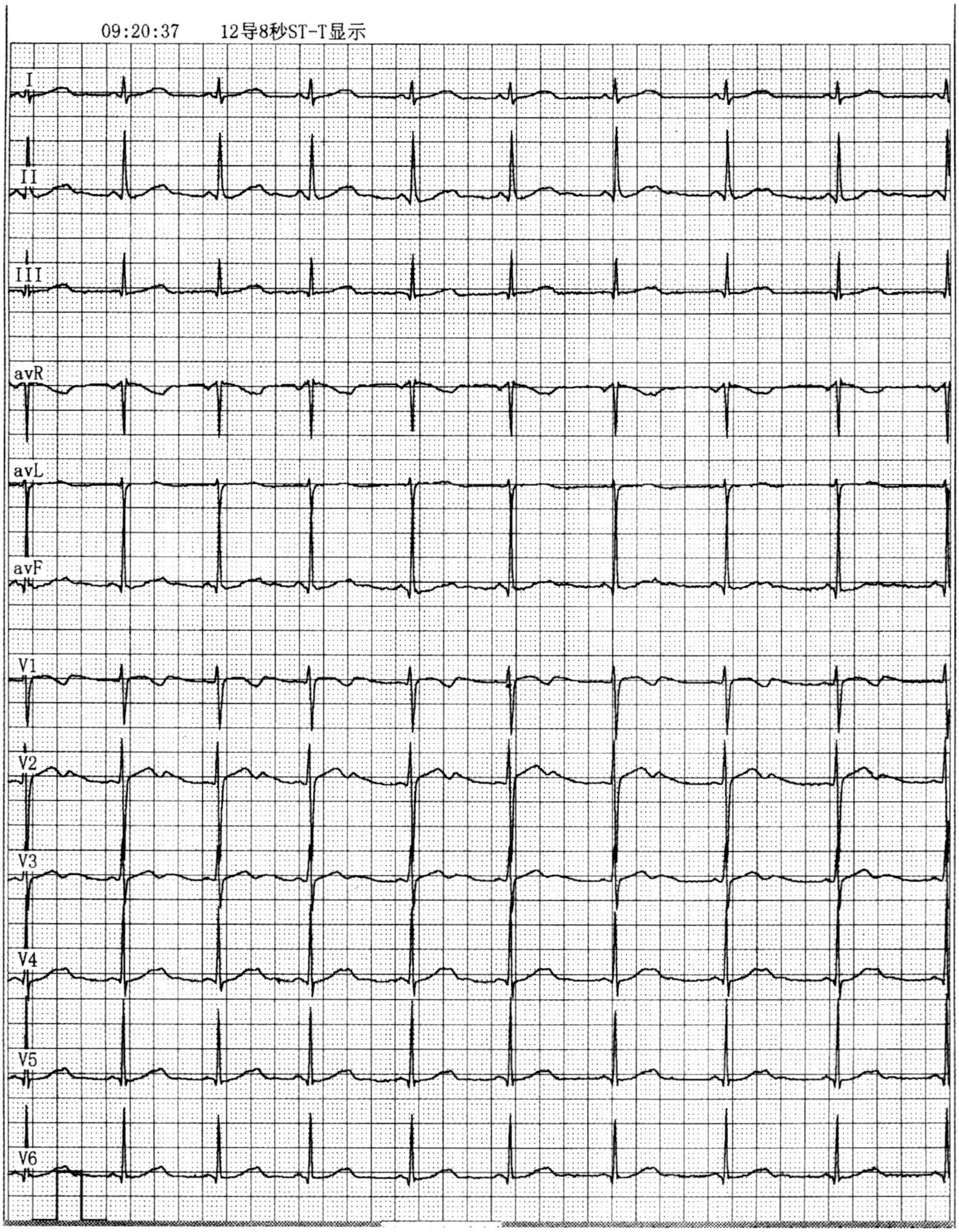

图 38 示 09:20AM 先证者姐姐动态心电图记录，详见文中说明。

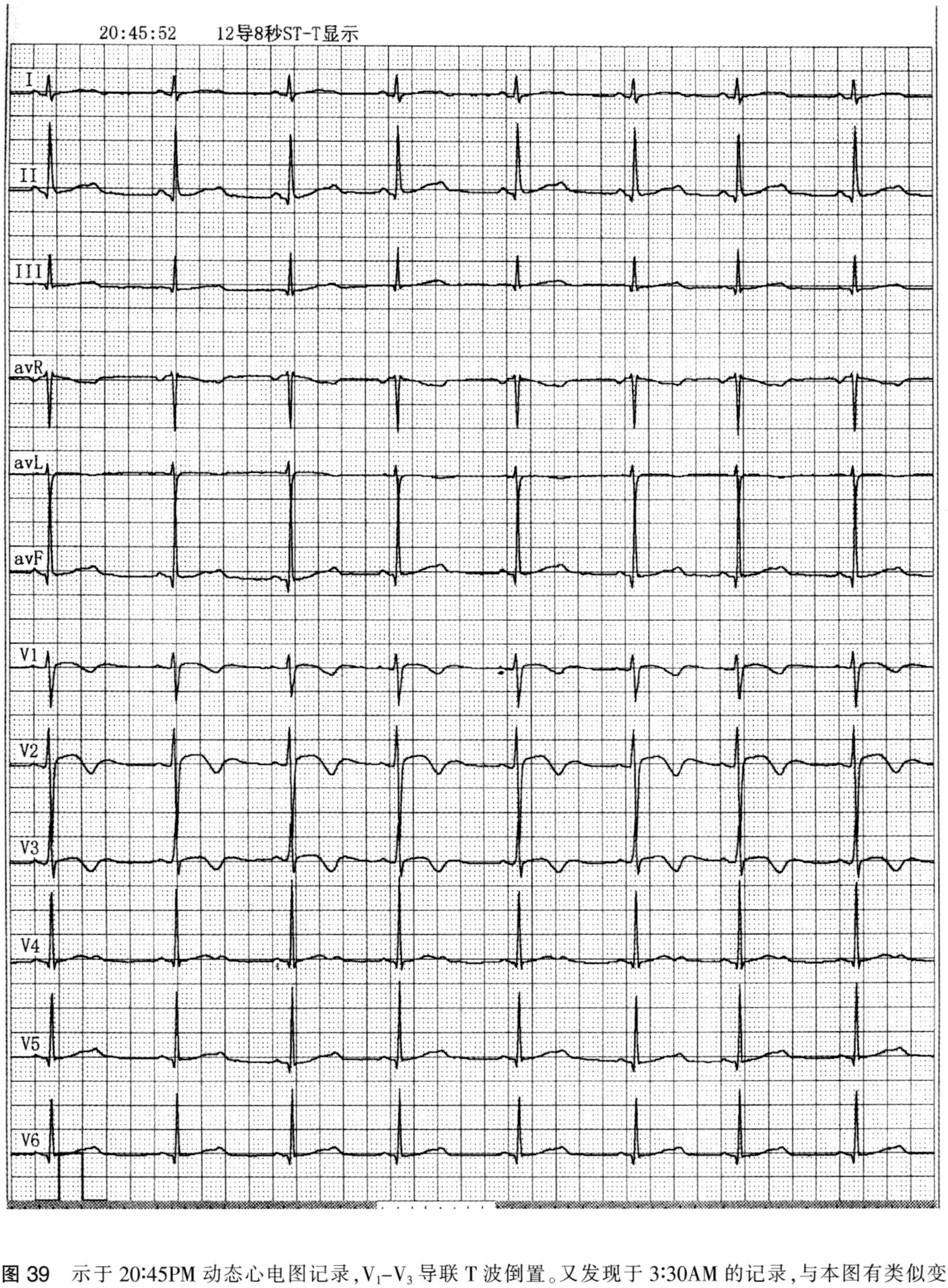

图 39　示于 20:45PM 动态心电图记录，V_1–V_3 导联 T 波倒置。又发现于 3:30AM 的记录，与本图有类似变化。

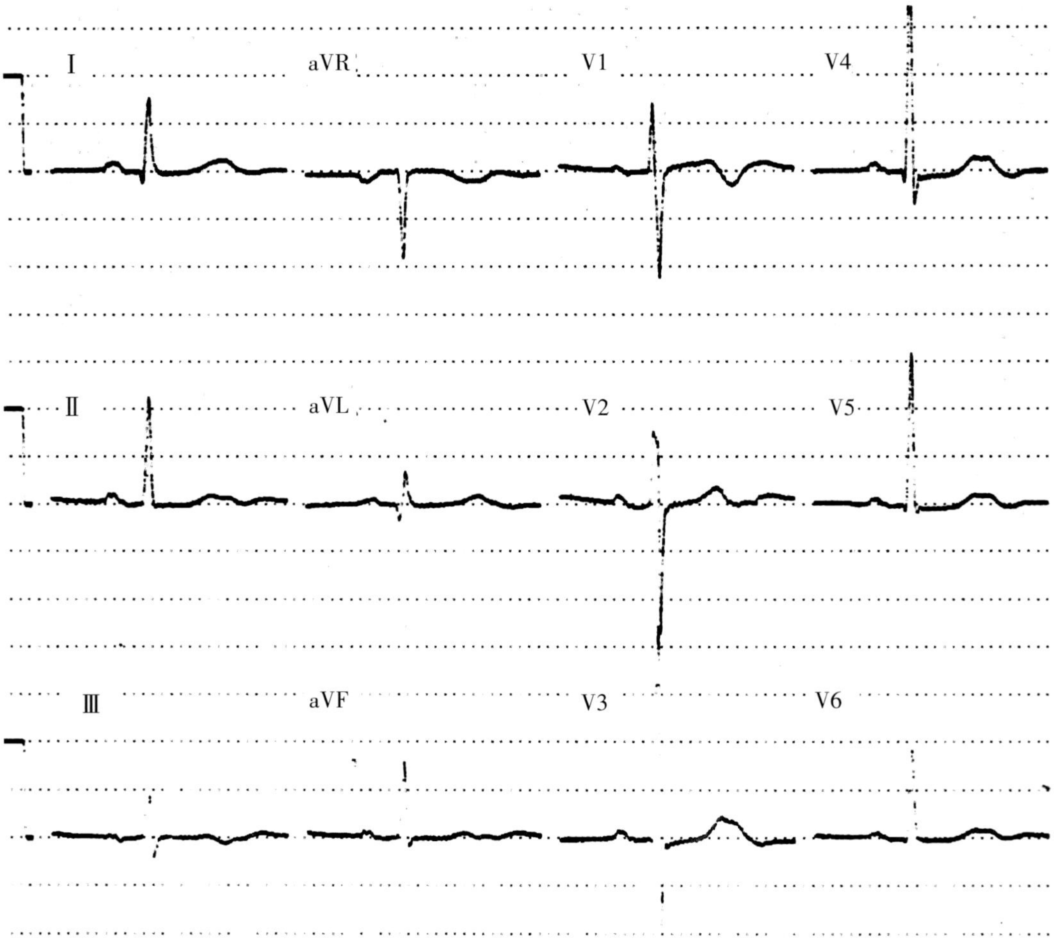

图 40 例 1 先证者母亲的心电图表现，详见文中说明。

例 2 28 岁男性患者诊断为家族性长 QT 综合征的诊断要点如下：

先证者于 8 岁时被老师发问引起昏厥摔倒在地，11 岁时受惊吓昏厥抽搐伴大小便失禁住我院儿科，患者处于植物人状态，经治疗和护理 2 个多月后康复。近6 年停服普萘洛尔而症状复发住我院心脏内科。家族中无心脏事件病史。家族成员 ECG 不正常，先证者及其 5 岁男孩ECG 呈现典型 QTc 间期延长与低幅度的双峰(或切迹)样异常，可诊断为家族性先天性长 QT 综合征，心电图符合 LQT2 基因型。依据 Schwartz 诊断标准，诊断要点计分如下：

(1)儿童期发病，惊吓时出现昏厥抽搐，按 Schwartz 诊断标准，具有诱因的症状性发作，其诊断要点计分为 1 分。

(2)首次入院记录到 TdP，在除外后天

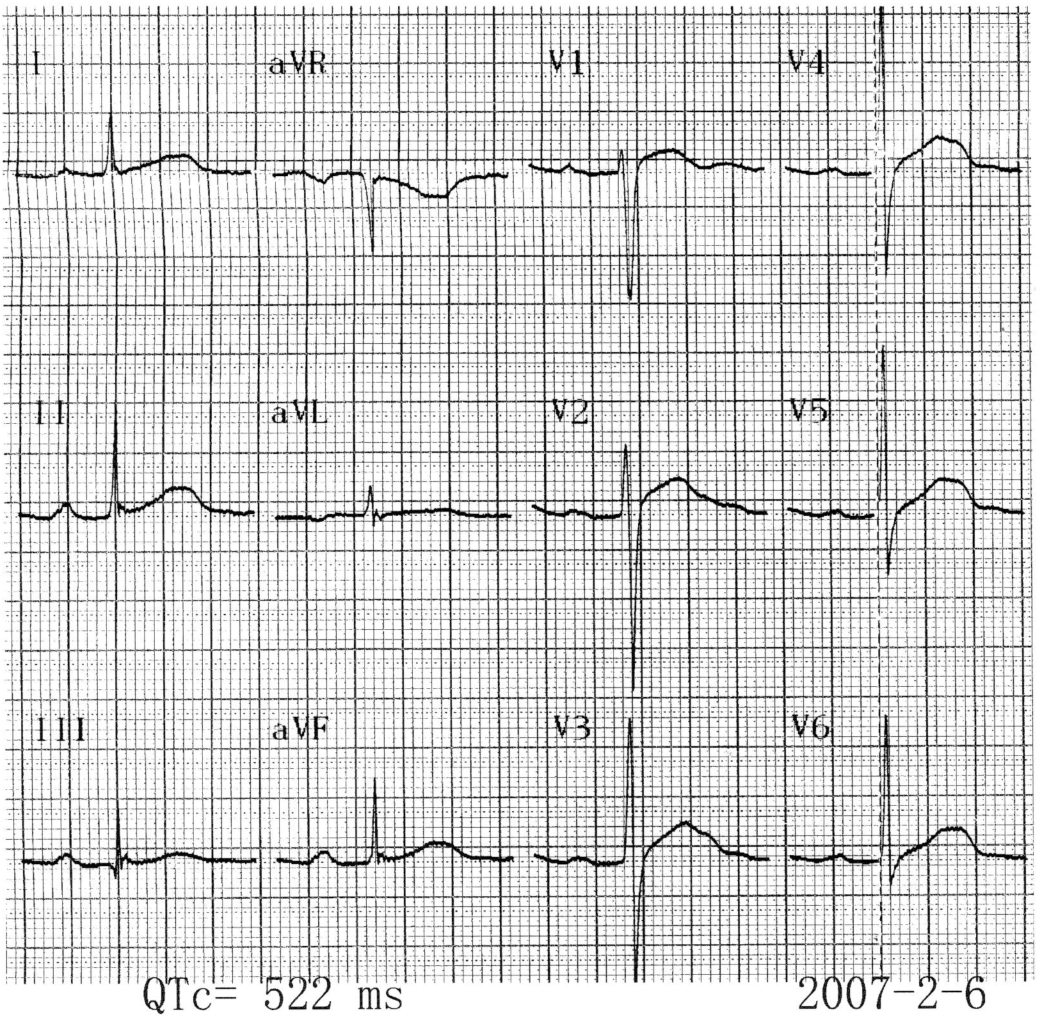

图 41　例 2 先证者心电图 QTc = 522 ms，I、II、aVR、aVF、V_3-V_6 共 8 个导联的 T 波可见明显的T 波切迹。

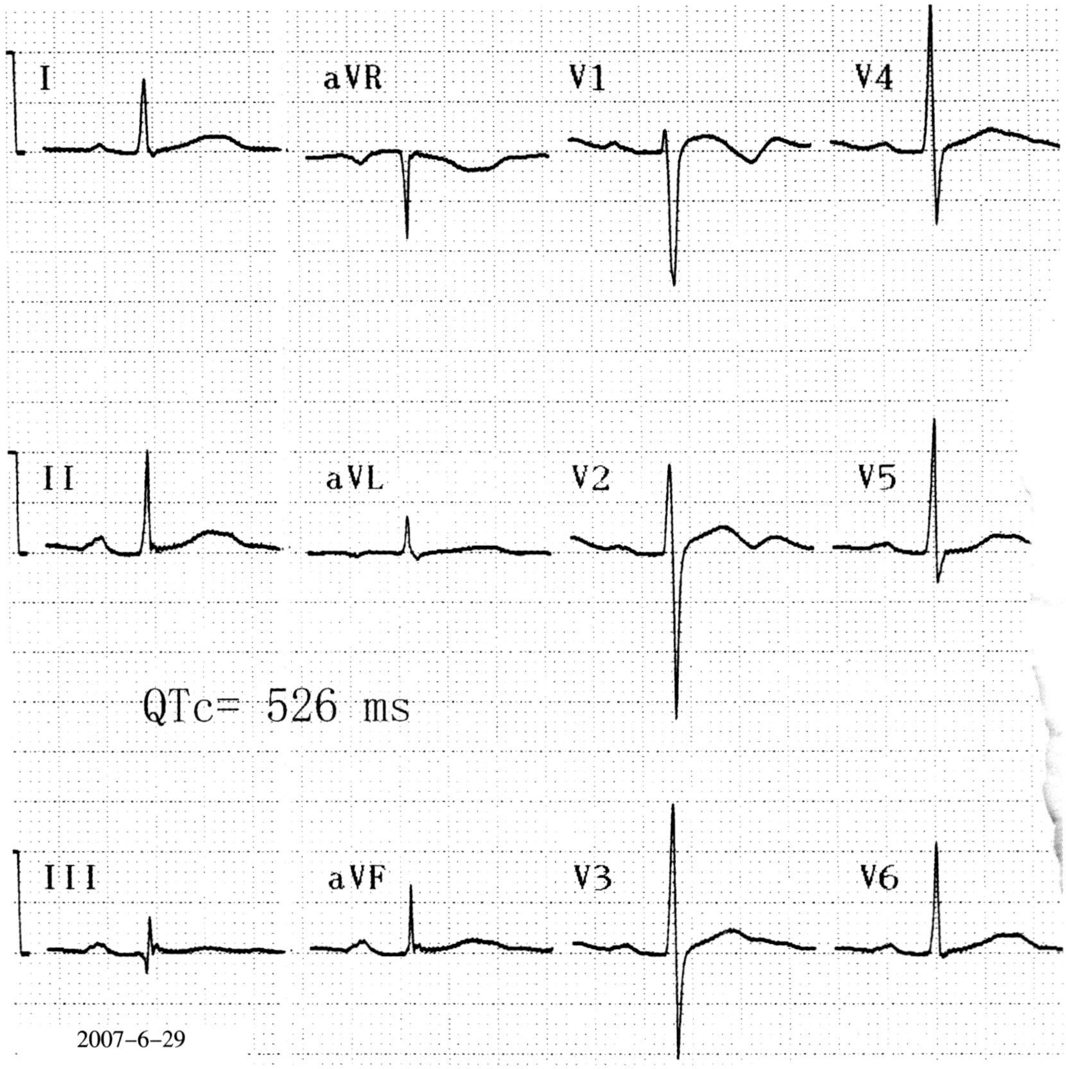

图 42 例 2 先证者另一心电图 QTc = 526 ms，I、II、III、aVR、AVL、aVF、V_4-V_6 导联的 T 波有明显切迹。

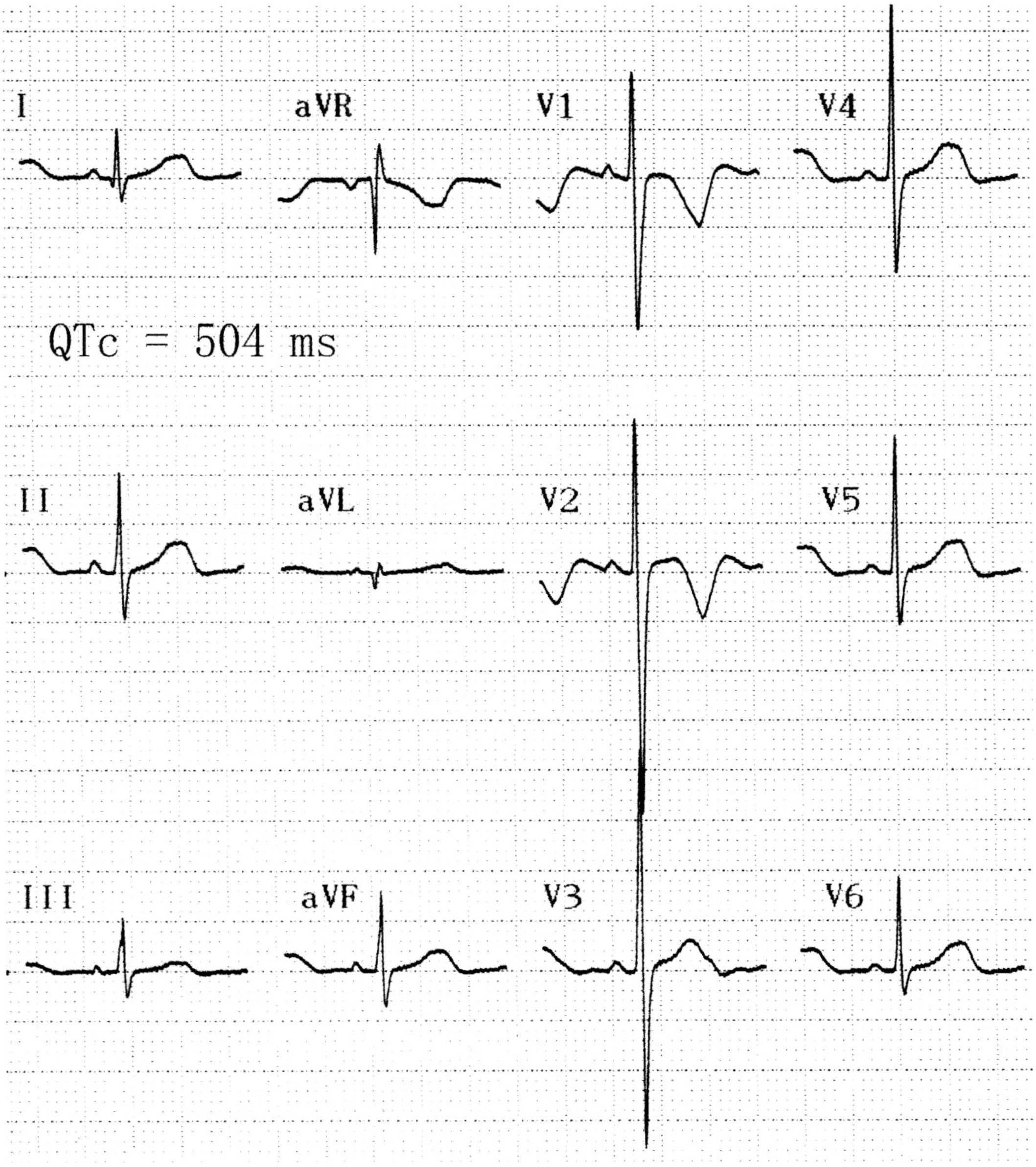

图43 例2先证者5岁男孩的心电图变化，见文中说明。

性因素之后，按诊断要点计分可达 2 分。

(3)先证者 QTc 间期与 T 波特征性变化。

图 41 中 QTc=522ms，I、II、aVR、aVF、V_3-V_6 共 8 个导联的 T 波可见明显的T 波切迹，符合 LQT2 基因型长 QT 综合征的诊断。按 Schwartz 诊断标准，QTc 延长和 T 波异常变化可给诊断要点计分共 4 分。

图 42 显示 QTc = 526 ms。T 波变化与上一个心电图非常相似。

(4)先证者家族成员心电图特征性变化。在家族中以先证者的 5 岁儿子心电图变化最具特征性。图 43 显示 QTc = 504 ms，I、II、III、aVR、aVF、V_3-V_6 共有 9 个导联 T 波出现明显的切迹，支持家族性LQT2 综合征的临床诊断。

图 44 显示先证者的 5 岁男孩另一个心电图变化：QTc = 453ms，I、II、III、aVF、V_3、V_4、V_5 和 V_6 导联 T 波显示双峰（切迹）。先证者家族成员 QTc 间期延长，按照 Schwartz 诊断标准，诊断要点计分达 1 分。

(5)诊断小结：根据 Schwartz 诊断标准，诊断要点标准计分共达到 7 分。

例 3 20 岁女性大学生，短跑运动员，上课时接电话而精神高度紧张引起昏厥发作而入院。心电图显示 QTc 间期明显延长伴 T 波低幅度的双峰形态。入院后心电图检测并作标准 Bruce 运动负荷试验。家族性长 QT 综合征与扭转型室速的诊断依据如下：

(1) 先证者有精神紧张的诱发因素，出现昏厥记录到 TdP 心电图变化（图 45 和图 46）。按照 Schwartz 诊断标准可给 2 分。

(2)入院时心电图 QTc 间期明显延长，T 波基底部增宽(图 47)。因为 QTc > 480 ms，按照诊断标准可给 3 分。

(3)2007 年 9 月 14 日心电图(图 48) QTc 仍明显延长，但多数导联 T 波变为双峰形态。依照标准可给 1 分。

(4)心率与同龄比较偏慢，可给 0.5 分。

(5)先证者母亲两年来心电图均表现为 QTc 间期延长(630 ms)与低幅度的双峰形态。家族成员具有确切的无症状的 LQTS 的证据，可给 1 分(图 49 和图 50)。

(6) 标准 Bruce 运动负荷试验的鉴别诊断价值(见图 51~58)。

以上标准 Bruce 运动负荷试验心电图变化表明，运动使心率增快时 T 波第二峰明显增高而与 P 波融合，不出现 T 波基底部增宽，所以运动试验不支持 LQT1 的诊断。而运动前和运动后心率< 100bpm 时 T 波出现低幅度的双峰特征，可符合 LQT2 的诊断。

(7)TPE 和 TPEC 与运动前后心率的关系：TPEC 间期随运动后心率增高而趋于下降，运动前 61bpm 时，TPEC=332ms；运动负荷心率达 151bpm 和 164bpm 时，TPEC 分别为 286ms 和 298ms；运动后心率恢复到 86bpm 和 75bpm 时，TPEC 分别为 335ms 和 336ms。其结果不符合 Takenaka 等(2003)报道 LQT1 患者随运动负荷心率增快而 TPEC 出现有意义的延长和 T 波基底部变宽的规律，而是符合 LQT2 患者随运动而心率增快时 TPEC 不延长和 T 波第二峰增高的诊断条件(本例按照 Takenaka 方法测量 LQT2 患者心电图 T 波第一顶峰至 T 波终末作为 TPE 间期)。

(8)诊断分析小结。依照 Schwartz 诊断标准，评分很高，是一个典型的家族性 Romano-Ward 综合征先证者，心电图运动负荷试验支持 LQT2 诊断。

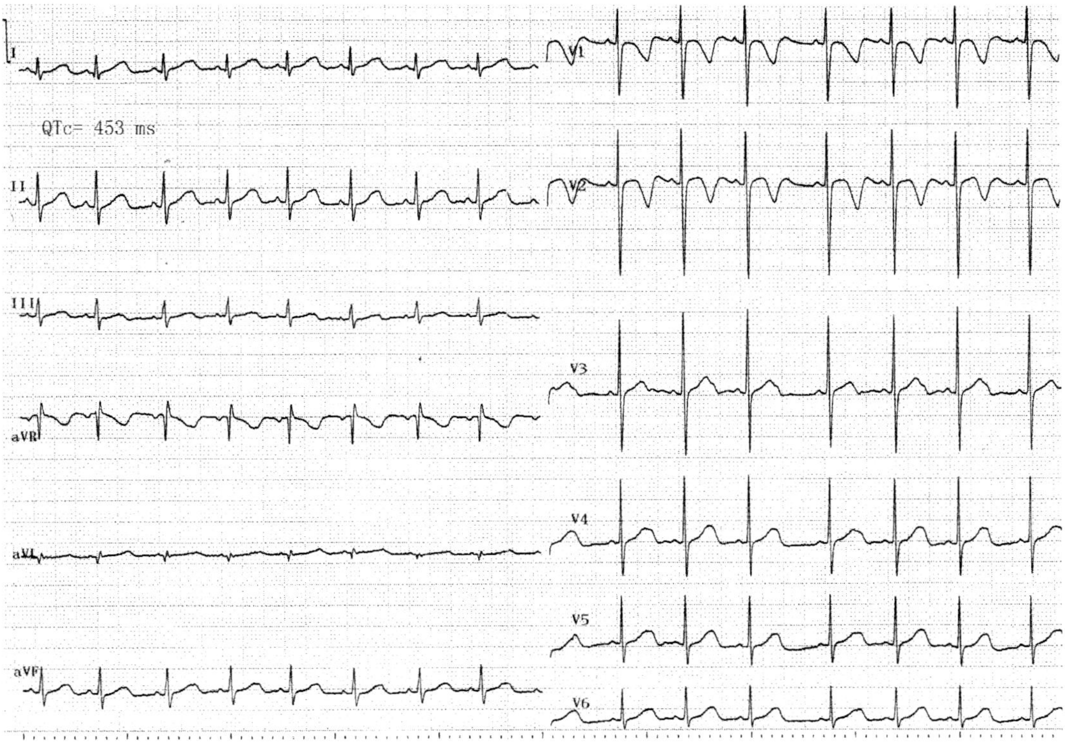

图 44 例2先证者5岁男孩的另一个心电图变化。

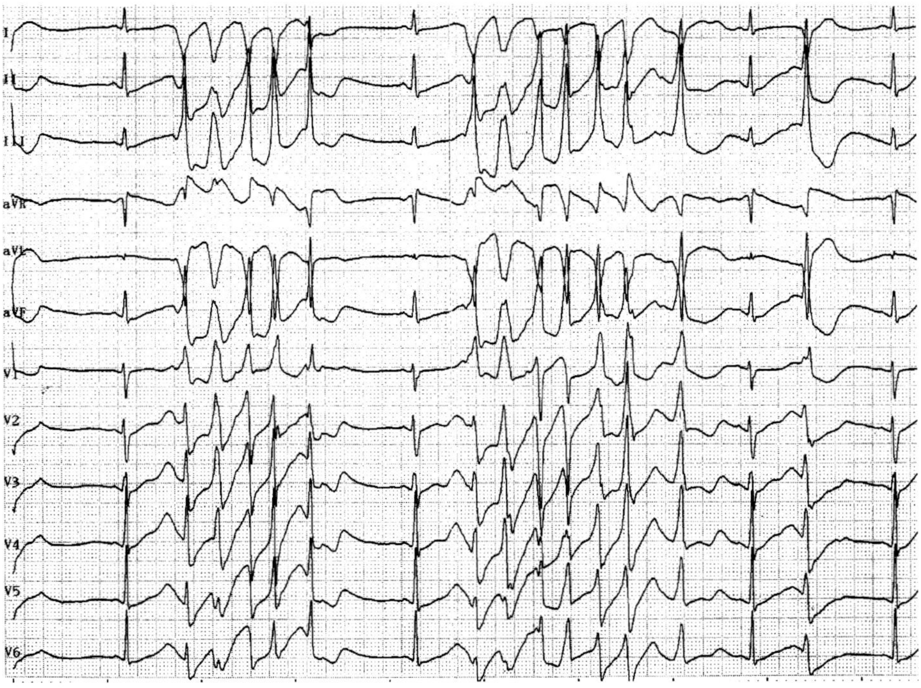

图 45 例3先证者心前区导联显示心电图QRS尖端扭转型室速(TdP)的变化。

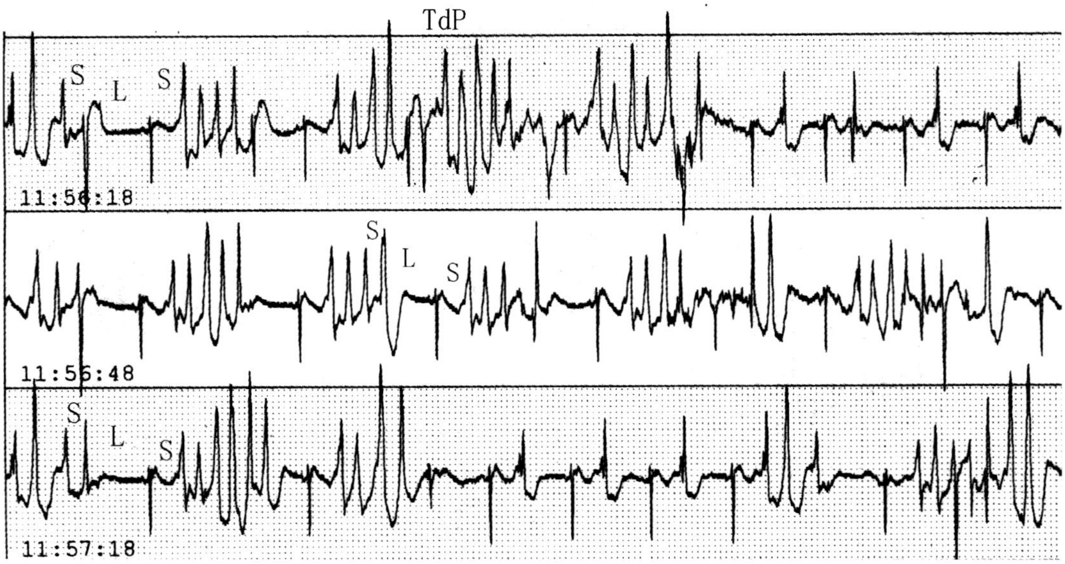

图 46 例 3 先证者床旁心电图监护记录到尖端扭转型室速，属于长间歇-依赖性，发作前出现短-长-短(S-L-S)顺序，TdP 的第一个搏动起始于大 U 波顶峰。

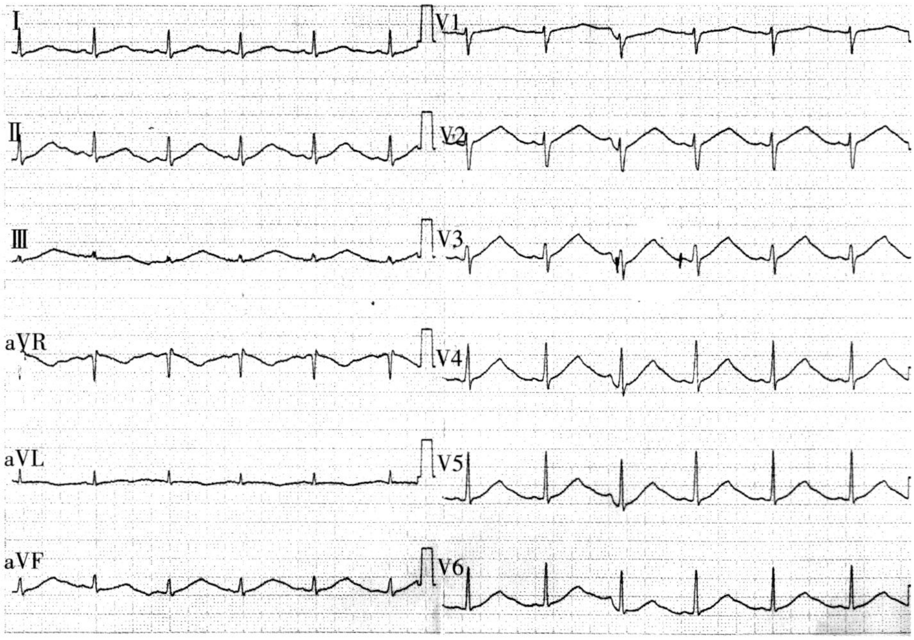

图 47 例 3 先证者 2007 年 9 月 13 日心电图，QT=0.7s, R-R= 0. 84s, $QTc=QT/\sqrt{RR}$ =764 ms。T 波基底部增宽。Takenaka 等(2003)报道 LQT2 患者中约 1/3 患者的 T 波基底部增宽，他们认为这一心电图特征并非 LQT1 综合征患者所独有的心电图表现。

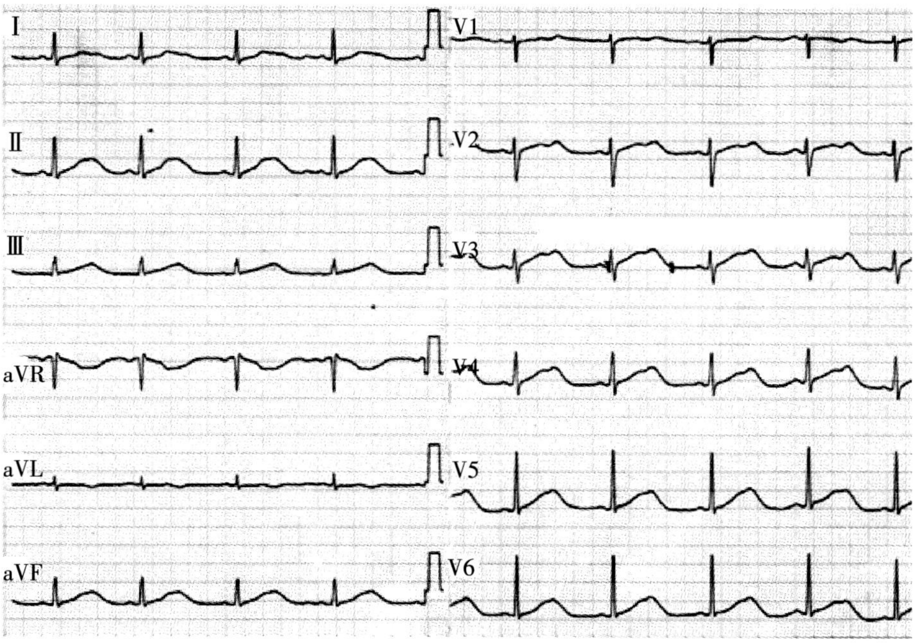

图 48　例 3 先证者 2007 年 9 月 14 日心电图，QT= 0.7 s，R-R= 1.08 s，QTc= 674 ms。I、II、aVF 及胸前导联 T 波均呈现有切迹的双峰形态。

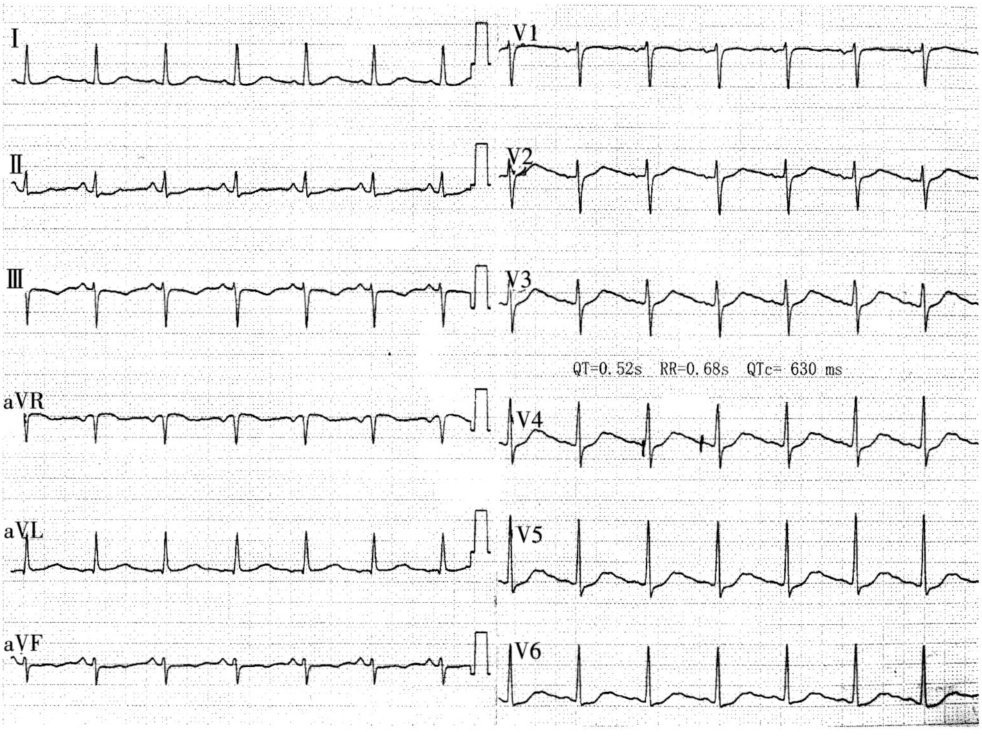

图 49　例 3 先证者母亲于 2007 年记录到的心电图，QTc 间期延长为 630ms。多个导联 T 波显示切迹的图形。

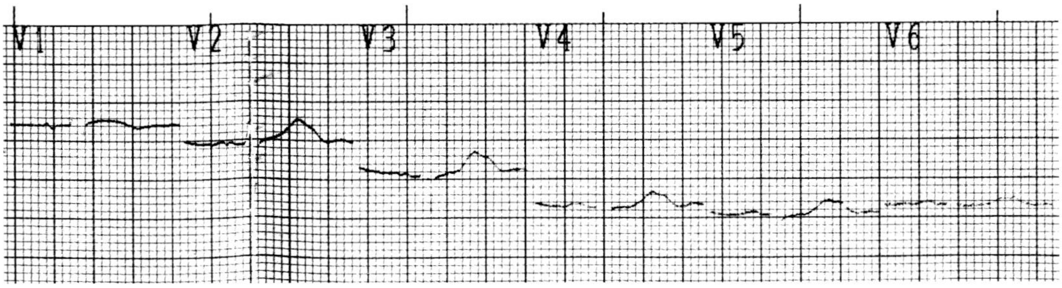

图 50 例 3 先证者母亲于 2005 年记录到的心电图，胸前全部导联的 T 波出现低幅度的双峰形态，符合 LQT2 型综合征。

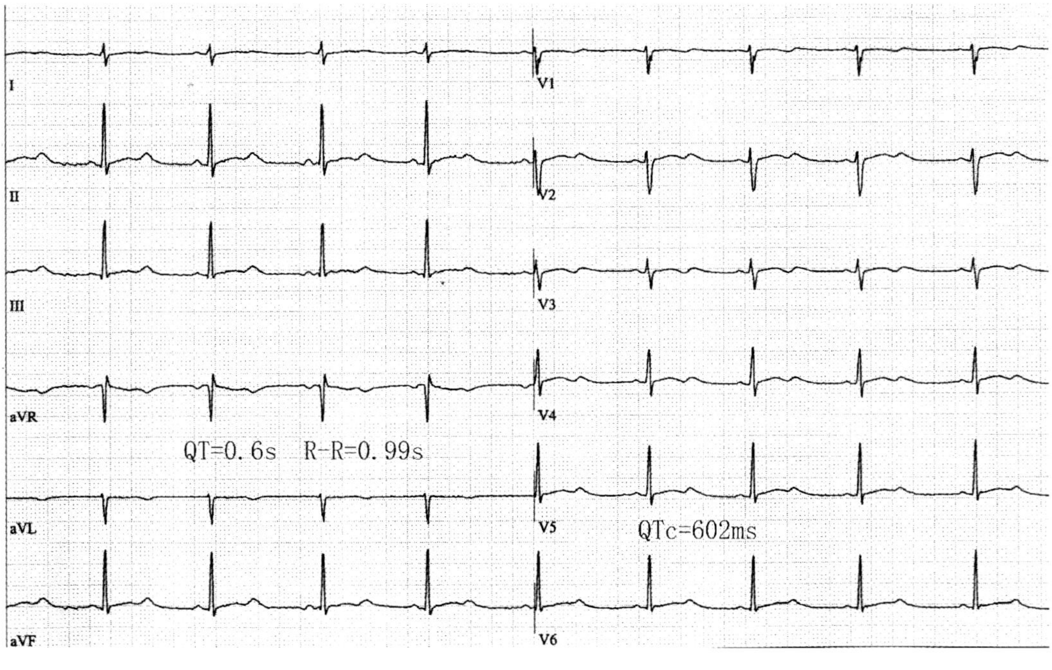

图 51 例 3 先证者运动前心率 61bpm 时，QTc=602ms，T 波呈双峰形态。

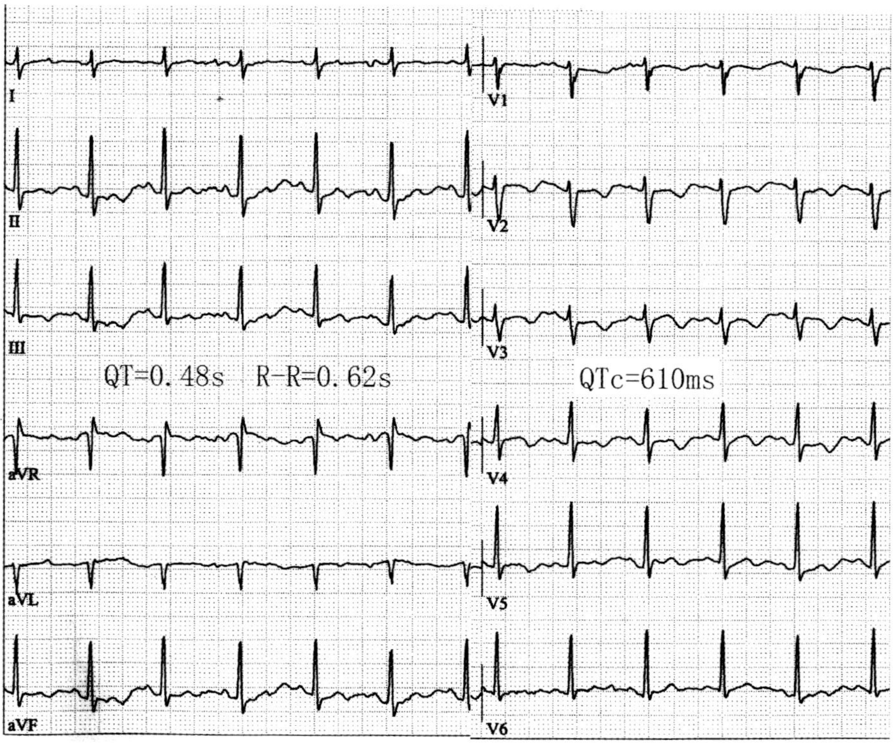

图 52　运动后心率 99bpm 时，QTc=610ms，T 波呈双峰形态。

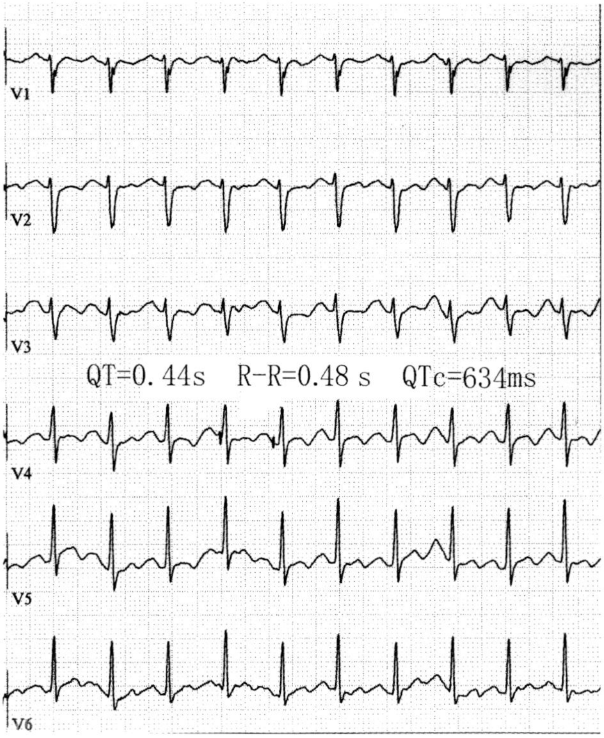

图 53　运动后心率 125bpm 时，QTc= 634ms，T 波第二峰延长增高(大 U 波)与 P波融合。

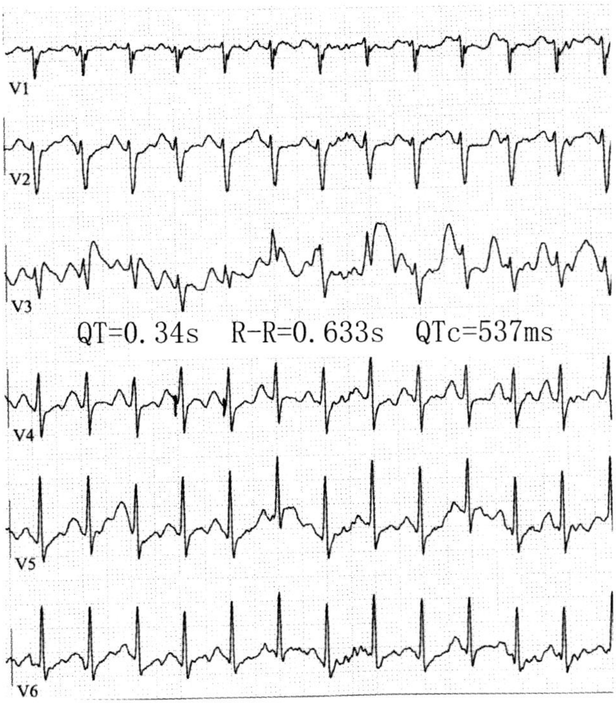

图 54 运动后 151 bpm 时，T 波第二峰延长增高(大 U 波)与 P 波融合，QTc= 537 ms。

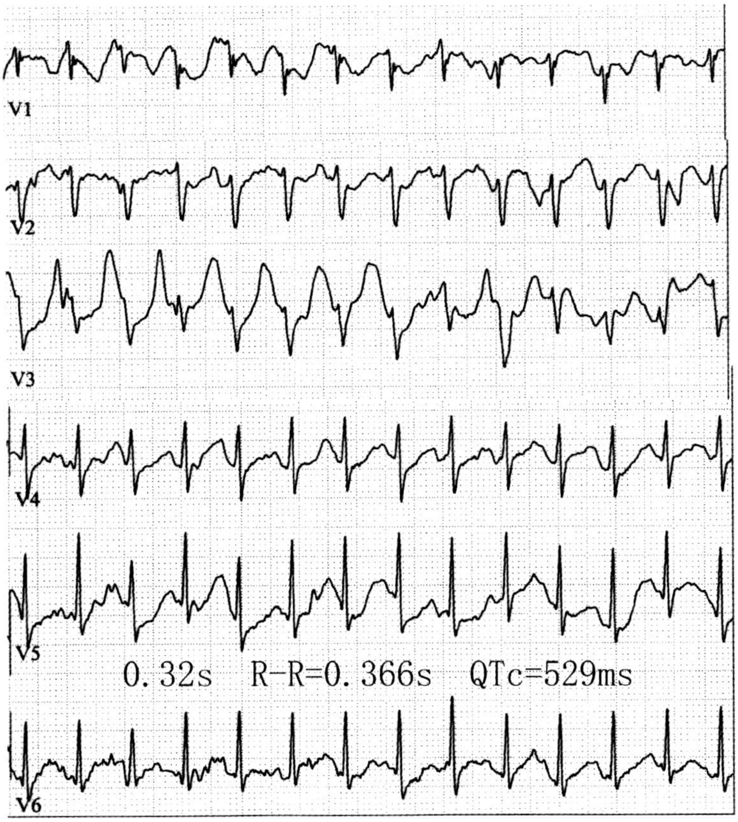

图 55 运动后心搏 164bpm 时，QTc=529ms，T 波第二峰延长增高与 P 波融合。

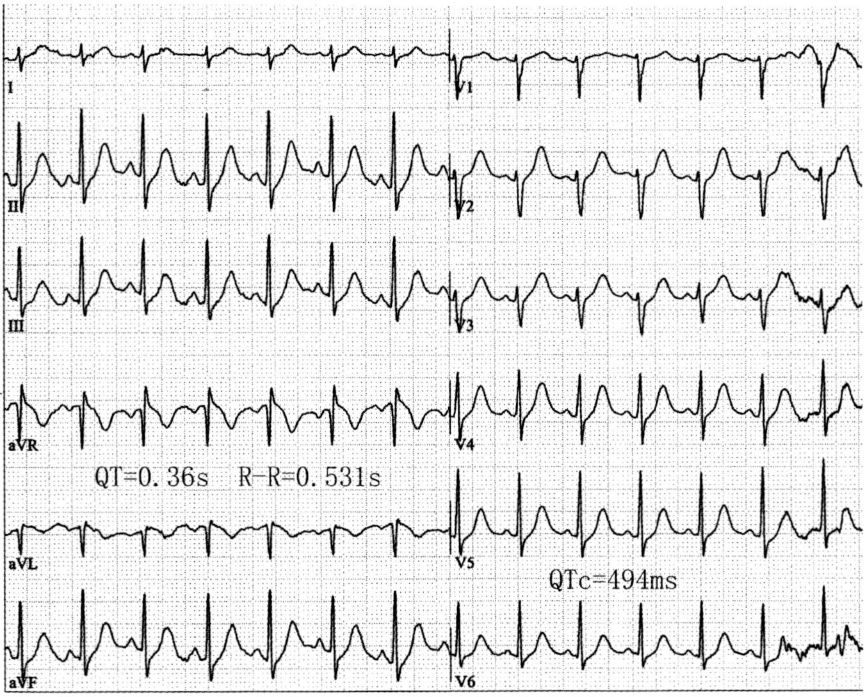

图 56　运动后恢复期心率 113bpm时，QTc= 494ms，T 波双峰消失，可见正常 P 波。

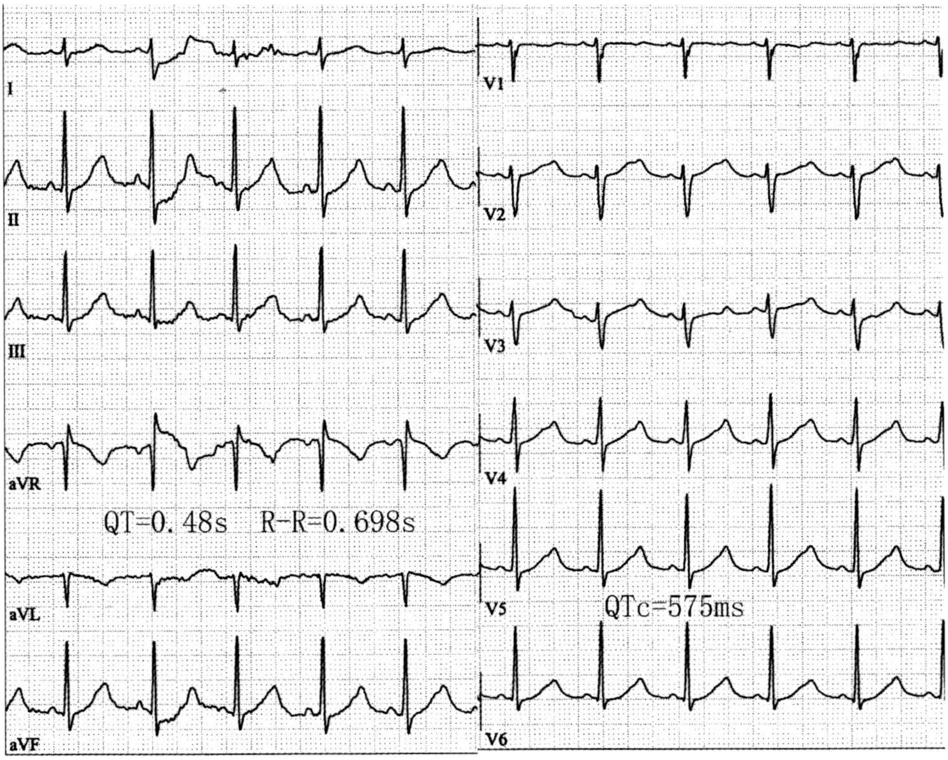

图 57　例 3 先证者运动后心率恢复为 86bpm 时，QTc=575ms，多数导联 T 波出现切迹。

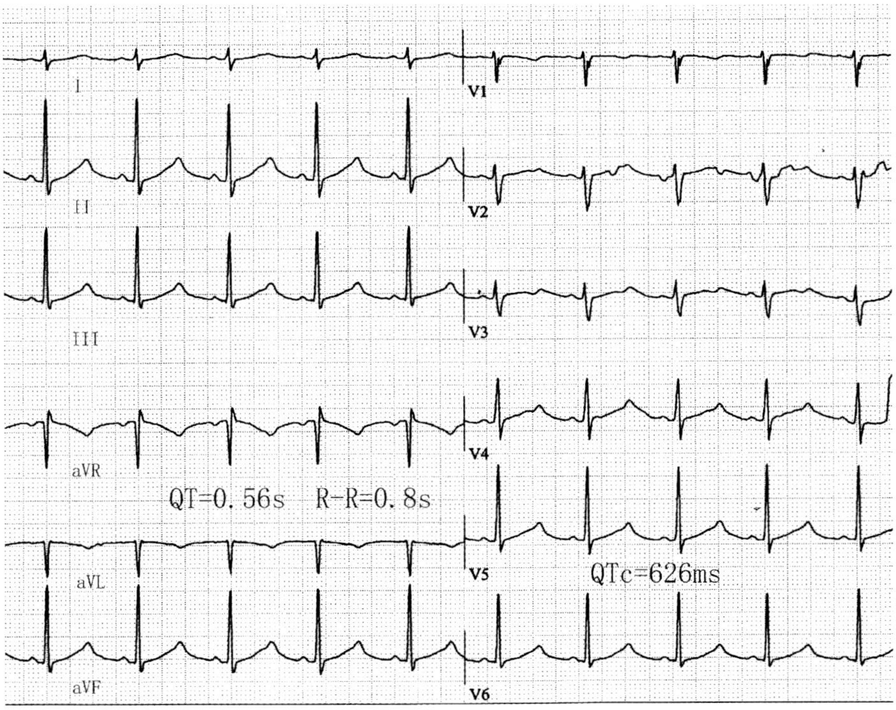

图 58 例 3 先证者运动后恢复为 75bpm 时,QTc 间期延长,T 波呈现切迹形态。

例 4 64 岁女性患者诊断为先天性长 QT 综合征伴功能性 2:1 阻滞的依据如下:

患者于 63 岁时, 常规做完家务后刷牙时出现首次昏厥发作与尿失禁。ECG 显示窦律 80 bpm,QTc 间期明显延长(588 ms)和 2:1 AV 阻滞,伴 2:1 下传的窄QRS 波。被阻滞的 P 波落在 T 波顶峰,即落在心室复极终末之前,未就医。19 个月后因再次频繁复发 3 天入院,去甲基肾上腺素静脉输液使病情恶化, 记录到 TdP, TdP 消失后即刻出现 2:1 AV 阻滞的心电图。植入 VVI 起搏器并降低 VVI 起搏率 2 周期间呈窦律时 (63~83bpm)QTc 间期仍明显延长达 534~575ms, 伴下壁与心前区导联T 波倒置。无胸痛与服用特殊药物史。通过胸壁电刺激 80~120 bpm 测得心室有效不应期均为 320 ms。 血清钾、镁、钙和心肌酶均正常。血液检测去甲基肾上腺素=730ng/L (正常值 195 ±116), 副肾上腺素=118ng/L (正常值 57± 47); 24 h 尿儿茶酚胺(VMA)= 82.7 μm/24h (正常值 25~70)。 患者又有频繁阵发的多汗、头晕、心悸与乏力病史 20 年,口服糖水无效。家族成员中无心脏事件病史, 其女儿和孙子 ECG 正常。出院前把 VVI 起搏程控为 80 bpm,口服普萘洛尔增为 120mg/d,分次服用。Schwartz 诊断要点如下:

(1)昏厥抽搐无诱因,按 Schwartz 诊断标准,诊断要点计分标准为 0.5 分。

(2)患者频繁昏厥抽搐并出现 TdP。图 59A 是尖端扭转型室速, 恢复窦性心律后出现 2:1 阻滞(图 59B)。根据 Schwartz 诊断标准,诊断要点评分达 2 分。

(3) 图 60 显示患者 QTc 延长达588 ms。按照 Schwartz 诊断标准,具备诊断要点计分可达 3 分。

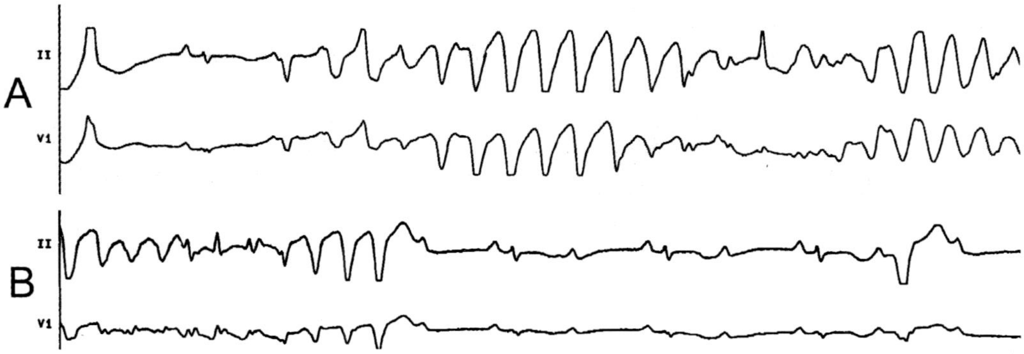

图 59　A：示尖端扭转型室速(例 4)。B：扭转型室速终止恢复窦性心律后出现功能性 2:1 阻滞(例 4)。

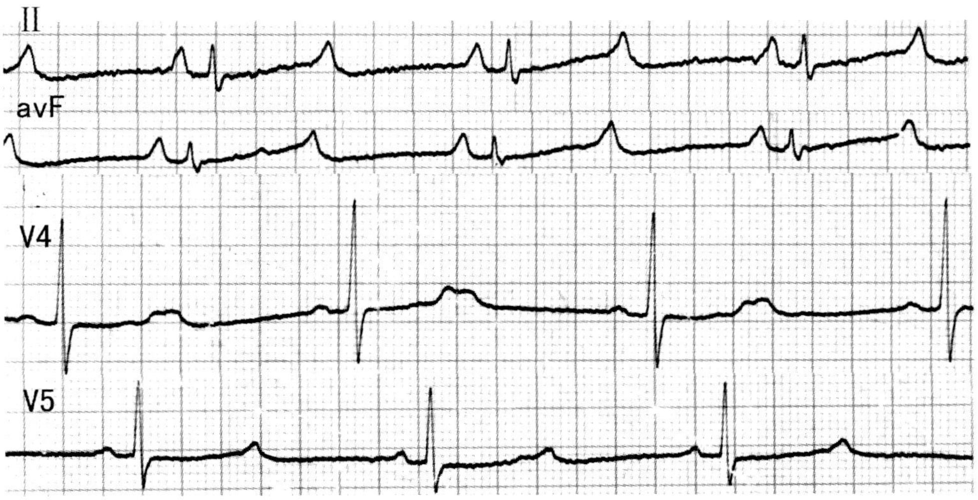

图 60　这个心电图(例 4)不仅显示 QTc 间期明显延长为 588ms，而且发生 2:1 阻滞。清楚可见在同一导联上两个 R 波之间出现两个 P 波，P 波顶部完全相同，比较 T 波和 P 波的图形终末特征则可确定第一个 P 波终末落在 T 波终末之前。

另一个问题是伴有功能性 2:1 阻滞的诊断与机制。分析图 60 可以了解被阻滞的P 波是落在 T 波顶峰，即落在心室复极终末之前，这一点很关键，很容易理解是属于功能性 2:1 的诊断。Rosenbaum 等(1991)曾指出，因窦性心律间期短于延长的 QT 间期(心室复极间期)，故心室肌对到达的窦性搏动处于不应状态，所以出现这种 2:1 AV 阻滞是属于功能性的(是一种简单的干扰现象)。当采用较快心房起搏时，同样可对家族性 LQTS 患者或其他原因，例如病窦综合征患者采用心房起搏可复制出功能性 2:1 AV 阻滞。Scott 和 Dick (1987)，Van Hare 等(1990)均证明他们报道的婴儿期患者伴 LQTS 和 2:1 AV 阻滞，其发病机制与心室肌或希浦系统的有效不应期延长有关，是由于较短周长的窦性搏动被阻于明显延长的心室有效不应期内所致,后者心室不应期延长又与其前心室间期明显延长有关。

(4)患者家族病史与心电图检查均阴性。

(5) 血液检查交感神经递质活性增高,患者又有频繁发作性多汗、头晕、心悸与乏力病史20年之久,高度支持交感神经活性增高的长QT综合征的诊断。

(6)诊断小结:符合散发性先天性长QT综合征。

例5 50岁妇女因风心病房颤应用胺碘酮和美托洛尔引起后天获得性长QT综合征伴尖端扭转型室速的诊断依据如下:

反复昏厥抽搐,动态心电图记录到扭转型室速(TdP,见图8和图9)。患者TdP终止后变为心房颤动(图9)。当心电图呈现窦性心律(图10)时,心率57ppm,II、III、aVF和V4导联T波出现明显切迹,QT=680ms,QTc= 780ms。全部家族成员心脏事件病史阴性,ECG检查未发现QT间期延长。本例可符合存在临床下LQT2潜在基因,风心病房颤伴低血钾,静脉输入胺碘酮而显现出QT延长与TdP的发作,可符合后天获得性长QT综合征的诊断。Topilski等(2007)分析30例后天获得性心动过缓伴发TdP病例(无心动过缓的对照113例)指出QT、QTc和TPE间期延长预测发生TdP的危险性的机率增高,尤当

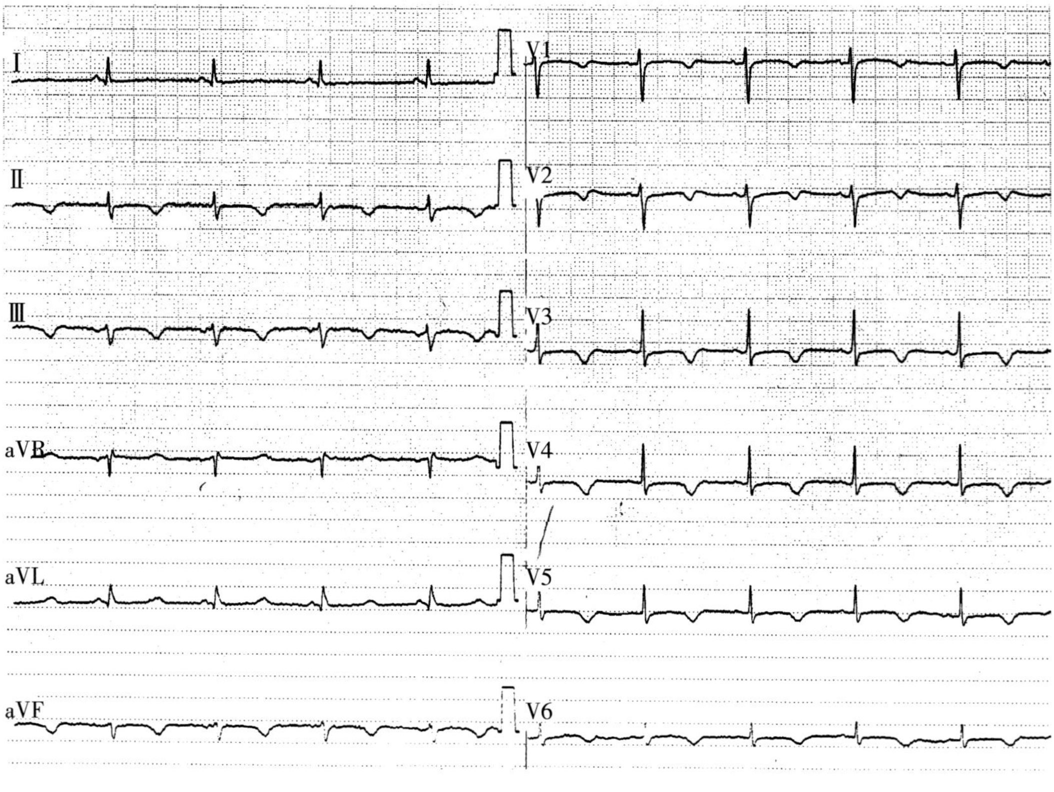

图61 例6治疗前QTc间期延长(572 ms),ST段明显延长,胸前导联和下壁导联的T波均倒置。

心动过缓伴随 LQT2 样切迹 T 波时尤其具有预测价值。

例 6 50 岁女性患者诊断为钙缺乏为主所致之后天获得性长 QT 综合征的依据如下：

（1）患者主诉胸骨后堵闷感 3 个月，发作性头晕 5 天入院，平素怕冷、头晕、乏力、疲倦，皮肤粗糙干燥。患者的症状与体力活动和情绪激动无关。1987 年接受第 4 次甲状腺瘤切除手术后出现手足搐搦，曾接受钙盐和 AT10 治疗。心肺腹部检查均正常。Chvostek 与 Trousseau 氏体征均呈阳性。入院后又有手足搐搦发作。心电图示 QTc 间期明显延长（572 ms，图 61）。

（2）血清钙降低= 1.2mmol/L (正常范围 2.15 ~2.55)；磷 =2.41mmol/L (0.8 ~1.6)；钾 = 3.1mmol/L (3.5 ~5)；镁降低 = 0.68mmol/L (0.8~1.2)；HCO3= 26mmol/L(21~31)。甲状腺功能：T3 = 1.39nMol/L (0.92 ~2.79)；T4 = 56nMol/L(58~141)；FT3 降低= 2.4pMol/L(3.5~6.5)；FT4 降低= 7.88pMol/L(11.5~23.5), STSH 明显升高= 66.34μIU/mL(0.3~5)。甲状旁腺素 (PTH) 明显降低= < 0.1pmol/L (1.1~7.3)；心肌激酶 (CK) 升高= 673 U/L(25~200)；心肌激酶同功酶 (CKMB) 正常= 20 U/L(< 24)；肌钙蛋

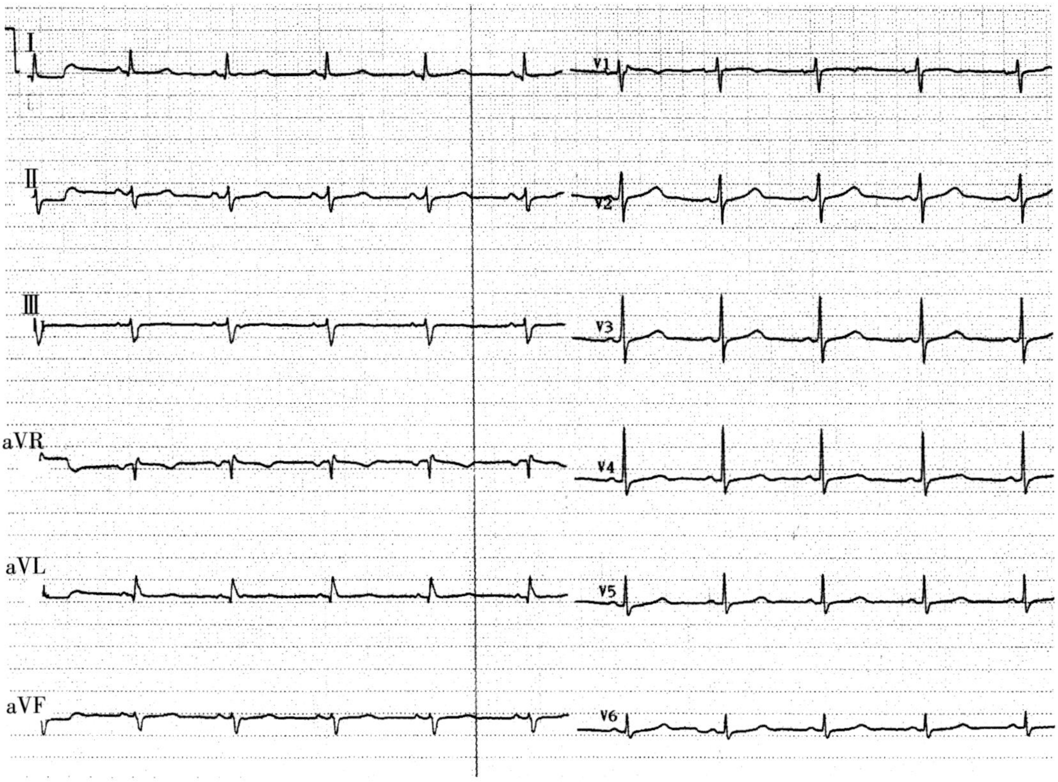

图 62　例 6 经补充钙制剂、钾盐、优甲乐治疗 2 天后 Ca = 1.5 mmol/L, K= 4.0 mmol/L, T 波倒置消失；10 天后 Ca=1.86mmol/L；K=4.2mmol/L，T 波变为直立，QT 间期由 560 ms 缩短为 460 ms，QTc 间期由 572 ms 缩短为 477ms。

白 T(TnT)正常= 0.06ng/mL(<0.1)。去甲基肾上腺素(NE= 337ng(195±166), 副肾上腺素(E)= 54ng/L (58± 47), 尿儿茶酚胺 (VMA)= 39μmol/24h(25~70), 尿钙降低 = 1 mmol /24h (2.5~7.5), 磷降低= 8 mmol/24h (23~48)。经补充钙制剂(凯思立 D3 500mg/d)、钾盐、骨化三醇(罗盖全)0.25μg /d 和优甲乐(12.5μg/d)治疗 2 天后:钙=1.5 mmol/L(较治疗前稍增高), 钾=4.0 mmol/L, 心电图 T 波倒置消失;10 天后血清钙=1.86mmol/L;钾=4.2mmol/L; 心电图 T 波变为直立,QT 间期由 560 ms 缩短为 460 ms,QTc 间期由 572 ms 缩短为 477ms(图62)。

(3)甲状腺腺瘤切除术后出现怕冷,皮肤粗糙,手足搐搦,血清钙明显降低,甲状旁腺素明显降低,具有甲状旁腺功能降低引起低血钙和手足搐搦的证据。

(4)患者 QTc 间期延长和 T 波倒置。

(5)服用钙剂、骨化三醇和优甲乐后,心电图 T 波直立,QTc 间期缩短。

(6)诊断小结:以上发现符合甲状旁腺功能低下引起低血钙与 QTc 间期延长的后天获得性长 QT 综合征。

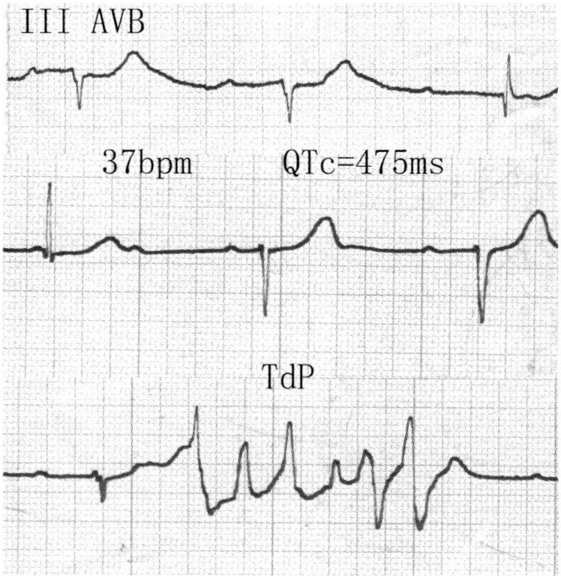

图 63 例 7 是一名风心病患者出现 III 度 AV 阻滞与 TdP 心电图。

例 7 一名 72 岁女性患者诊断为完全性AVB 伴 TdP 的依据如下(图 63)。

在严重心动过缓患者中,完全性 AVB 是引起 TdP 的常见原因。病情危重,通常应首先采取临时性紧急起搏,然后及时植入 DDD 或 DDDR 永久起搏器。受经济条件限制者,可植入 VVI(R)起搏器。周金台于 1985 年报道急救起搏一文中则包括两例由此疾病引起的 TdP 发作,根据病情采用经胸穿刺急救起搏和(或)经静脉临时起搏, 或用异丙基肾上腺素 IV 维持心率 60~80bpm,然后植入永久性心脏起搏器使患者转危为安。亦需注意到进行性家族性心脏阻滞的存在,它是一种常染色体显性遗传的心脏传导系统疾病,通常先出现束支阻滞, 然后逐渐发展为完全性心脏阻滞。

第　八　章
尖端扭转型室性心动过速的紧急处理

短期治疗的目标是消除 TdP 和预防 TdP 的发作：

(1)一旦发现 LQTS 患者出现心室颤动或昏迷,应及时非同步电除颤。

(2)停用延长 QT 间期的药物和不必要的药物。药物引起的长 QT 综合征患者可能是遗传学上存在亚临床的轻型长 QT 综合征的易感患者。延长 QT 间期的药物主要是影响钾离子通道 IKr(HERG, LQT2)。引起关注的是导致先天性 LQTS 的也同样是这个通道，提示药物引起 LQTS 与先天性LQTS 2 型存在着病理生理上的相关性。同样重要的是,对 LQTS 患者家族成员的用药也要特别谨慎。参见表 3 及表下方的网站。

(3)采用抑制早期后除极的药物：

①镁盐治疗：不论血清镁水平如何,对先天性或后天获得性 TdP 患者都是立刻治疗的首要选择。硫酸镁 2.0 g,2~3 分钟内静脉注入,可重复 1~2 次(每隔 5~15 分钟),或继以 2~4 mg/min 静脉滴注,TdP 复发可重复静脉注射。可能镁具有阻滞钠离子流的作用而达到预防 TdP 的复发。这是较安全的治疗,仅有的副反应为静脉注射时可出现脸红，但需注意肾功能情况。因镁无缩短 QTc 作用,故在长期治疗中无意义。Chinushi 等(2005)实验研究镁可降低跨壁复极离散度(80±22→45±18),有治疗效果,但镁作用很短暂,应在静脉注射后继以静脉滴注维持。

②钾盐治疗:钾可与镁联合应用。正常钾水平偏高(4.5~5.mEq/L)优于正常钾水平偏低(4 ~ 4.5 mEq/L)。氯化钾 1.5g (20mEq)/h 静脉输液，使血清钾达到 ≥ 4.5 mEq/L (Viskin S 等,2003);Compton 等(1996)升高血清钾≥1.5mEq/L 的经验是:每小时静滴 20 mEq(氯化钾 1.5 g),或每 2 小时口服氯化钾 60 mEq (4.5g) 和立刻口服安体舒通 200 mg,继以 100 mg/h 可缩短(24%)LQT2 型的 QTc 间期(617ms± 93→469ms±23),并可使复极离散度明显降低(133ms±62→42ms±28),但也必须注意血钾水平,避免出现血钾过高。

③利多卡因 75 mg(1mg/kg)于 2 分钟以上静脉注入,可重复一次;如有效,可静脉输入 1~4 mg/min。

(4)必要时用镇静剂，例如咪达唑拉(Midazolam) 5 mg。

(5)增加心室频率以缩短 QT 间期：

①心脏起搏,Viskin(2003)推荐开始时采用 140 bpm 起搏,心律失常被控制后渐渐降低起搏率。Khan(2002) 认为临时起搏 100 ppm 对先天性和后天获得性 TdP 均很有效。当静脉注射镁不能控制TdP 时,心脏起搏显得更为重要。快速起搏可加强钾离子流复极化,可缩短 QTc 间期和长间歇,所以提示当患者出现心动过缓和长间歇时,超速起搏具有很高的价值。康瑜、章隆泉等(2006)报道正规药物治疗无效的 LQTS 患者,VVI 起搏可使QTc 间期缩短(0.627s±0.07→0.519s±0.06)和心脏事件降低(0.53 次/年±0.46→0.111 次/年±0.24)。

②异丙基肾上腺素治疗:不能用于先天性长 QT 患者，慎用于缺血性心脏病患

者,可使用于后天获得性TdP患者。当不具备心脏起搏条件时,对心动过缓和长间歇患者采用异丙基肾上腺素治疗是很有必要的。可在静滴1~8 μg/min的范围内调整心率为100~120/min，然后慢慢降低心率，但需注意做到能控制异位心律为度。可出现心悸、脸红等副反应,所以,即使是后天获得性TdP，采用心脏起搏应该是更好的治疗对策。

(6)β-肾上腺素阻滞剂的应用:如超速起搏不能控制心律失常风暴,应同时应用普萘洛尔(心得安)5mg (1mg/min)或美托洛尔(倍他乐克)5mg (1mg/min)静脉注入。这种治疗对先天性TdP患者尤其适宜常规应用,在心脏起搏下更是非常安全的治疗。

第 九 章
先天性长 QT 综合征的长期治疗
——肾上腺素–依赖性尖端扭转型室性心动过速的预防

后天获得性 LQTS 的长期治疗：通常长期治疗不适用于后天获得性长 QT 综合征患者，因为后天获得性长 QT 间期发病原因常常在紧急治疗后消除，例如对尖端扭转型室速的紧急处理包括停药与电解质失衡等的纠正。永久性心脏起搏治疗仅适用于后天获得性 LQTS 起源于导致 TdP 的永久性心动过缓或长间歇包括 AVB 和BTS 的患者。

先天性长 QT 综合征的标准治疗包括：β- 阻滞剂，例如普萘洛尔，左胸(心)交感神经切除术，心脏起搏和 ICD 治疗；基因治疗则仍处于研究阶段。

一、β-肾上腺素阻滞剂的治疗

已显示长期采用 β-肾上腺素阻滞剂治疗可使先天性长 QT 综合征患者心脏事件的发生率达到有意义的降低。Moss 等 (2000) 对 869 例 LQTS 患者进行了研究，5 年的配对观察口服 β- 阻滞剂的先证者 581 例，治疗后心脏事件降到 0.31 次/年± 0.86(治疗前 0.97 次/年± 1.42)；家族成员患者 288 例降到 0.15 次/年± 0.69 (治疗前 0.26 次/年± 0.84)。在 β- 肾上腺素阻滞剂中，普萘洛尔 2~3mg/(kg·d)已经被广泛地应用于临床，但其他β- 肾上腺素阻滞剂也可同样有效地用于预防 TdP 的发作。药物应用必须达到可忍受的最大剂量 (使踏车运动的心率达 ≤ 130bpm)。β- 肾上腺素阻滞剂应该长期终身服用，如引起明显的心动过缓则需同时植入永久性心脏起搏器。最易于因强体力活动所触发的 LQT1 患者，对 β- 肾上腺素阻滞剂治疗最为有效。

β- 肾上腺素阻滞剂疗效可达 80%~90%，可预防75%的昏厥发作。有症状而未治疗的患者一年死亡率为 20%，10 年死亡率为 50%。然而，对 LQT3 患者的效果不佳，甚至出现副反应。

表 8 β-受体阻滞剂每日每千克体重的用量(低于通常推荐用量)

β-阻滞剂药物	开始剂量 mg/(kg·d)	最后剂量 mg/(kg·d)
阿替洛尔(Atenolol)	1.1±0.7	1.3±0.8
美托洛尔(Metoprolol)	2.2±1.6	1.8± 1.1
纳多洛尔(Nadolol)	1.0±0.8	1.4±1.0
普萘洛尔(Propranolol)	2.2±1.6	2.9±1.8

如果β-肾上腺素阻滞剂治疗不能预防昏厥发作，钠通道阻滞剂(美西律，氟卡胺)可对长QT综合征3型患者有帮助。钾治疗对长QT综合征2型患者有效，使治疗后血钾水平达到正常偏高(4.5~5.0mmol/L)，要优于正常偏低(4.0~4.5mmol/L)。钙通道阻滞剂对长QT综合征4型患者有效。

β-受体阻滞剂无疑是LQTS的首选和必须长期服用的药物。心脏事件降低与QTc间期缩短有关。Moss等(2000)观察注册登记的869例在治疗前曾有过症状的患者，5年中有32%患者复发；治疗前有过心脏停搏复苏者，5年中另有14%患者出现心脏停搏或死亡。又观察到没有随普萘洛尔的平均剂量增高而使心脏事件降低，这种缺乏药物剂量与效果的关系，有待进一步研究。表8所列出β-受体阻滞剂每日每千克体重的用量低于通常医师所推荐的剂量。

Kawakami等(2006)指出卡维洛尔(Carvedilol，非选择性)，普萘洛尔(非选择性)和ICI(118551，β_2-选择性)抑制HERG电流需要血药浓度的依赖状态分别是：IC(50) 0.51，3.9和9.2 microM。使用美托洛尔(Meteprolol，β_1-选择性)时要求更高的血药浓度是IC(50)145 microM。最后作者指出阿替洛尔和美托洛尔可能是更适合于LQT1和LQT2患者。这些资料有待临床进一步验证。

二、左胸交感神经切除术

高位左胸(心)交感神经切除术主要在欧洲用于对β-肾上腺素阻滞剂治疗无效的患者。这是一种很有效的外科手术切除交感神经疗法。2002年胡大一、李翠兰等报道药物无效的先天性长QT综合征患者经胸腔镜左侧心交感神经切除术(LCSD)治疗有效。2006年李翠兰、胡大一等对11例左心交感神经切除术患者随访结果认为，LCSD对药物不能控制的LQTS患者是一种安全、有效的疗法。

三、永久性起搏器治疗

Viskin于2000年复习所有心脏起搏治疗LQTS的文献，并提出实用性建议。有些作者认为心脏起搏可以预防先天性LQTS患者TdP的复发。然而起搏在LQTS中的地位仍未得到完全肯定。因为多数患者对β-受体阻滞剂反应良好，所以很多医师把起搏器植入仅用于β-受体阻滞剂治疗下仍出现症状的LQTS患者。但是由于心脏事件复发具有致死性威胁，所以其他医师则抱着积极的态度，建议全部有症状的LQTS患者均接受β-受体阻滞剂与起搏器的联合治疗。Dorostkar等(1999)资料显示，连续适当的心脏起搏和服用β-受体阻滞剂患者，出现症状(心脏停搏复苏和心脏猝死)概率为17%(5/30例)，远低于起搏器功能异常和未用β-受体阻滞剂患者的57%(4/7例)。据此，Viskin研究不同患者的选择和采取更好的起搏器程控参数设置，以提高疗效。必须注意埋植永久起搏器是接受足量普萘洛尔或其他相当药物治疗后仍有症状或心率过缓患者的标准辅助治疗。在心脏起搏疗法的同时，β-肾上腺素阻滞剂的治疗应该坚持继续服药，决不能停止。

1. 患者选择

(1) 基因类型：试验研究表明所有LQTS模型，当心率减慢时心室复极间期(QT间期)延长。LQT3和LQT2患者心率减慢期间的复极离散度(一个较好的心律失常危险指标）显著恶化，但几乎不见于 LQT1 动物模型。这些资料提示LQT3 和 LQT2 比 LQT1 模型更会得益于采用起搏器预防心动过缓，并将会符合以后临床观察的结果。临床上，睡眠期间出现恶性心律失常是 LQT3 的特征，但也可见于 LQT2 患者。LQT1 患者多于运动或游泳时发生症状性心律失常者。根据这些理论，LQT1 患者更多得益于 β-受体阻滞剂治疗，而 LQT3 则更多地得益于起搏器预防心动过缓。然而，必须强调临床研究所显示的起搏良好效果尚不能根据基因类型预选患者。换言之，如果认为 LQT1 患者不得益于起搏器的治疗是一个不成熟的看法。

（2）心律失常（TdP 和心率）类型：尖端扭转型室速分为两类，即间歇–依赖性和肾上腺素–依赖性 TdP。诱发 TdP 的最普通因素是期外收缩后长间歇或严重心动过缓。一个常见现象是间歇愈长，TdP 持续时间愈长。另一种是肾上腺素–依赖性 TdP，常在精神高度紧张时出现窦性心动过速期间发病。发作前可出现 T 波电交替，但不出现长间歇。而且，两种类型 TdP 可发生在同一个 LQTS 的动物模型（El-Sherif 等，1999）。由于心脏起搏可缩短间歇，所以超速起搏有利于间歇–依赖性 TdP 的预防。但起搏器应用不仅限于此，值得注意的有 3 点：

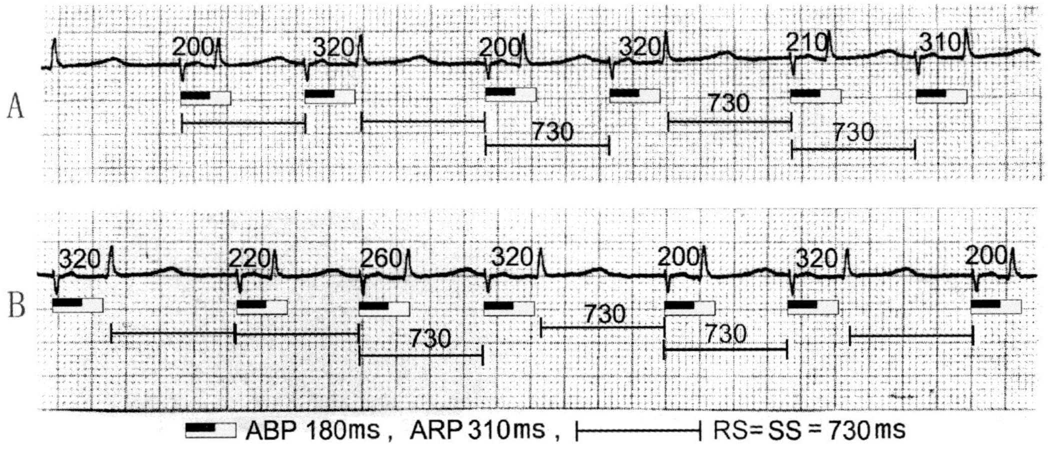

图 64　文氏传导（指仅表现为 AV 传导时间延长）伴交叉感知。A：心房脉冲–R 间期从 200ms 延长为 320ms 时，R 波脱离心房不应期而被心房感知放大器感知，抑制心房发放脉冲，心房重设计时周期，结果 RS=SS=730ms。B：同样，SR 传导逐步延长（220→260→320）发生 R 波抑制心房脉冲的交叉感知现象，使心房起搏率下降。图中 ABP=心房空白期，ARP=心房不应期，RS=R 波至心房脉冲的间期，SS=心房脉冲间期。

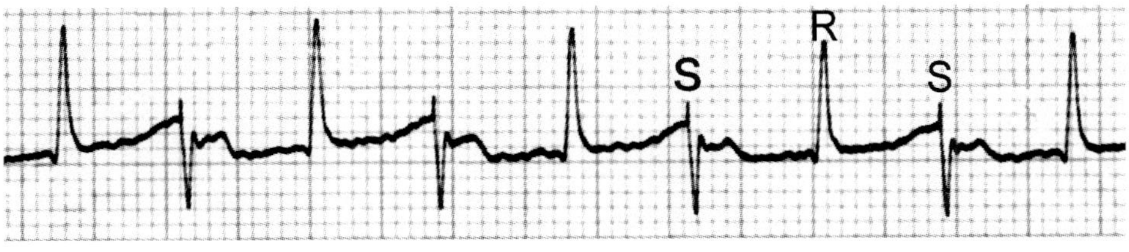

SR=RS=350ms

图 65　图示 SR=RS=350ms，提示心房起搏 85bpm 以上时，房室传导时间明显延迟到 350ms。

①大多数间歇依赖性 TdP 患者,可具有与情绪紧张相关症状的病史。Wild 等(1999) 报道肢体导联心电图 T 波幅度降低的 HERG 突变病例,于凌晨 3 点因闹钟声音刺激引发 TdP, 其前出现期外收缩与长-短顺序, 表明在先天性 LQT2 患者中,期外收缩后长间歇也可以是 TdP 的触发因素。

②即使所谓心动过速-依赖性 TdP 的起搏治疗是无益的, 但曾报道肾上腺素-依赖性 TdP 婴儿药物无效者,采取超速起搏有效(Tanel 等,1997)。

③间歇-依赖性和肾上腺素-依赖性 LQTS 可发生在同一名患者 (Zhou JT 等 1992),普萘洛尔 120 mg/d,分次服的同时接受 VVI→DDD 起搏器治疗已观察 17 年,未曾出现相关症状。

2. 程控起搏器的特别注意点

(1)起搏率:更快的起搏率可产生较短的 QT 间期。更快起搏不仅降低复极间期,而且降低复极离散度(不同心脏部位复极时间之差)。因此,程控到一个较快的下限频率(LR)是预防 LQTS 患者心律失常最重要的一步。Moss 等(1991)经验认为 < 70bpm 不能给予 LQTS 高危患者有效的保护。 因为 TdP 之前的一个周长是诱发的关键因素(Locati 等,1995),所以起搏器程控的周长应小于患者 TdP 前的周长。要详细分析 Holter 记录到的所有诱发 TdP 的心电图特征, 据此设定起搏器下限频率,这个下限频率的安全周长必须小于诱发 TdP 前的周长(Viskin 等,1996),通常设置成年人的下限频率是 80 bpm。对于高危、年轻患者,或手术中或围产期患者要考虑采用更高的起搏率。但也必须注意,长期采用太快起搏率导致“心动过速引起心肌病 ”的可能。遗憾的是,长期最快起搏率而又不影响心肌功能的安全性仍有待今后评价。

(2)起搏模式:因为大多数 LQTS 患者常有窦缓,大家推荐的起搏率(80bpm)均会快于患者的自身心率;而且患者均必须接受 β-受体阻滞剂的治疗, 所以 80 bpm 的起搏率是可行的。Viskin 指出必须注意的是:心房起搏(AAI)可适用于多数患者,但有少数患者, 尤其是 QT 间期很长的儿童可能发生功能性 AV 阻滞。对于这些患者, 在最需要起搏时会出现心房夺获失效, 起搏率下降而诱发 TdP。周金台等(2004)报道对一例试用 AAIR 起搏模式对于具有文氏传导伴随交叉感知(R 波抑制心房脉冲发放)的患者可使起搏率下降而出现症状的 LQTS 患者, 在试用 AAIR 起搏模式期间, 当洗澡时因起搏率增快,使房室传导延长(文氏传导现象),使 R 波脱离心房不应期而被心房感知,R 波抑制心房起搏脉冲,因而使心房起搏率降低(67.4 bpm,图 64),并出现心悸、乏力症状,所以对于快速起搏会引起 AV 传导明显延长的患者不能采用 AAIR 起搏模式。DDD(R)起搏器是最理想的选择。根据本例病情(窦律慢,无房性早搏)而采用 DVIR 起搏模式,下限频率 80bpm,已观察 6 年,未出现症状。

患者亦可出现 AAIR 起搏率 85bpm,脉冲落在 T 波顶峰附近,SR= RS= 350ms (图 65)提示心房脉冲至 QRS 波(SR)传导时间明显延迟,提示存在交叉感知使起搏脉冲被抑制的危险。

(3) 频率适应性起搏 (或 Rate Responsive, 频率响应性或应变性起搏): 多数 QT 间期很长患者, 运动时心率加速能力受限。依据这一理论,植入频率传感器驱动的起搏器患者运动时起搏率增快可缩短 QT 间期,能减少心律失常的危险,尤其对于LQT1 患者是一个有益的功能。

(4) AV 间期(延迟):Viskin 推荐起搏器 AV 延迟比自身 PR 间期稍长些,可以延长起搏器工作寿命 27%。这个建议可供参考,但同时根据起搏阈值设计安全而节电的输出也是重要的。

(5) 起搏器滞后功能必须关闭(Off):一般单腔起搏器为患者设计滞后功能,“感知”后比“起搏”后心脏周期较长,以保留较多的窦性心律。但较慢的滞后心律可引起QT 间期延长,所以必须关闭这一功能。

(6) 睡眠功能必须关闭(Off):设计睡眠时心率较慢的起搏器功能对 LQTS 患者很危险,必须关闭。

(7) 注意预防起搏器失去夺获功能。平时特别关注起搏器输出脉冲的阈值,设计安全度更高的输出。测定阈值时不宜出现失去夺获超过 1~2 次。

(8) 预防发生超感知的现象,注意感知灵敏度的设计,不宜过度敏感。

(9) 关闭 “PVC (早期心室收缩)”后 “PVARP(心室后心房不应期)”自动延长的功能。因为有些 Pacesetter 起搏器 PVC 后自动延长 PVARP 480ms + 心房灵敏期 (atrial alert period)350ms=逸搏间期 830 ms (一种自动终止 PMT 的设计) 会引起 LQTS 患者发生恶性心律失常。

(10) 间歇的预防:事实上,起搏器治疗的目的是预防能引起 TdP 的期外收缩后间歇,要达到这一目的,惟一的办法是增加起搏器的下限频率。但是,长期快速起搏引起左室功能不全已有报道。另一个办法是间歇-预防算法 (Pause-prevention

表 9 基因特异治疗

	LQT1 (LQT5)	LQT2 (LQT6)	LQT3
对交感神经 刺激敏感性	+++++ (TDR 持续 增高)	+++ (TDR 短暂 增高)	– (TDR 降低)
TdP 触发因素	运动 游泳	激动,震惊 电话,闹钟,产后	睡眠,休息 心跳过慢
运动限制	+++++	+++	–
β-阻滞剂	+++++	+++	–
钾治疗	++?	++++	++?
I 类 B 钠通道阻滞剂	+++	++++	+++++
钙通道阻滞剂 *	+++	+++	++?
钾通道开放剂 *	++	++	–
心脏起搏器	++	++	+++++
ICD(复律除颤器)	++++	++++	+++++

* 提示基于试验资料。

algorithms)的应用。CPI公司的Vigor等型号具有这种“频率平滑化”功能,Viskin等(1998)已有临床应用的报道。TdP反复发作的心电图记录分析有助于选择参数的设定。触发TdP的间歇较短者,需采用更强的“频率平滑化”方案。通常程控“频率平滑-向下”(Rate-smothing-down)到9%~12%,上限频率为120~130bpm,而不用周期缩短最大的“频率-平滑-向上(Rate-smothing-up)”功能。

起搏器治疗是预防LQTS患者发生TdP的一种非常重要的工具。Viskin认为心脏起搏治疗未能完全抑制交感神经刺激的致心律失常作用,所以起搏器治疗必须经常和β-受体阻滞剂联合应用于LQTS患者,这一认识并不过分。我们坚持联合治疗18年的临床经验支持这一见解。Eldar等(1992)对21例患者的联合治疗随访55个月,无一例心脏猝死,2例有昏厥复发,1例发生TdP,另3例因起搏器失常而症状复发。

四、植入式复律除颤器

β-肾上腺素阻滞剂与起搏器联合治疗仍不能预防昏厥发作或属于心脏停跳复苏患者,均需植入复律除颤器(ICD)。ICD不能预防TdP,但能预防TdP引起的室颤而发生心脏死亡。所以,为了预防TdP,在植入ICD的同时,β-肾上腺素阻滞剂必须继续服用。不必要的电击休克引起痛苦的情绪与肾上腺刺激均可导致TdP,所以同时继续使用β-肾上腺素阻滞剂是更为迫切需要的措施。

Zareba等(2003)报道高危LQTS人群的ICD治疗效果,编者评述(Kaufman,2003)指出属于SCN5A基因突变的LQTS患者死亡率很高,而且β-受体阻滞剂疗效不佳,可从ICD治疗中获益。必须认识到因为LQTS患者年轻,要定义为高危极其重要,应该避免过度治疗引起的死亡及病态。Zareba等的研究支持ICD用于有过心脏停搏复苏,足量β-肾上腺素阻滞剂治疗仍有昏厥复发者。究竟谁能从ICD中获救,有待今后研究证明。

五、临床与实验为基础的基因突变分型特效治疗

基因突变导致长QT综合征的知识增长激发了针对离子通道基因突变进行治疗的研究。Shimizu(2005)基于临床与实验资料,把基因特效治疗列成表(表9)。

1995年Schwartz等首先报道基因分型的可能性。Shimizu和Antzelelevitch 1997)基于药理学的LQTS动物模型提供每种基因型特效治疗的定量性评价(Shimizu,2005)。现按LQT1-8基因型分别介绍其特异治疗如下,以期进一步更详细的探讨治疗问题。

1. LQT1

(1)β-阻滞剂的应用:在检出基因突变之前,β-阻滞剂是LQTS患者首选治疗(Moss等,2000)。国际LQTS注册的临床数据(Moss & Schwartz ,2005)提示抑制发生昏厥和猝死的效果:LQT1(81%)大于LQT2(59%)和LQT3(50%)。实验资料证明普萘洛尔能完全抑制LQT1模型中异丙肾上腺素引起的心室复级离散度与扭转型室速发作。这些支持针对基因型的特殊疗效。

(2)IB钠通道阻滞剂(美西律):实验资料(Shimizu和Antzelevitch ,2000)提示美西律同样地降低LQT1、LQT2和LQT3模

型的 TDR 并抑制 TdP 发作。可见，美西律至少对 LQT1 具有协助治疗的效果。

(3) 其他药物制剂：MAP 记录证明异搏定，一种 L 型钙通道阻滞剂，可以缩短 QT 间期和 MAP 间期，并可抑制先天性长 QT 综合征患者肾上腺素引起的早期后除极。新近研究(Aiba、Shimizu,2005)提示异搏定可降低先天性和后天获得性 LQTS 的 QT 间期和心室复极离散度，并可消除 EAD 和 TdP 的发作。因为异搏定亦是一种强的钠通道抑制剂，故可作为协助治疗的药物。尼可地尔（Nicorandil）是钾通道开放剂，MAP 记录显示静脉应用可扭转 LQT1 患者肾上腺素引起的 QT 与单相动作电位间期的延长，并可抑制肾上腺素引起的早期后除极。Shimizu 与 Antzelevitch(2000)实验表明高浓度尼可地尔(10~20 μmol/L)完全倒转 Chromanol 293B + 异丙肾 和 d-sotalol 增加 APD 与 TDR，因而不会产生 LQT1 与 LQT2 模型的 TdP。他们认为治疗浓度的静脉（而不是口服）应用可抑制 LQT1 与 LQT2 患者 TdP 的发作。临床上，尚缺乏这一方面经验，他们计划临床观察其效果。

(4) 心脏起搏器：Hirao 与 Shimizu 等(1996) 研究指出心房起搏有意义缩短 LQT1 与 LQT2 的 QT 间期。β-阻滞剂与起搏器治疗长期联合应用的效果已有报道(Elder 等,1992)。但AAIR 起搏率增快引起文氏传导伴交叉感知者不适宜采用 AAIR 起搏器(Zhou JT 等 ,2004)。

(5) 左心交感神经切除术：由于 LQT1 患者对交感神经刺激最敏感，所以左心交感神经切除术更有效，尤其对 β-阻滞剂效果不满意时(Schwartz 等，2004)。

(6) 埋植心脏复律除颤器（ICD)：不论何种基因，凡是药物治疗后仍出现心脏骤停和(或)反复性昏厥发作者，均属于 ICD 的适应证。

2. LQT2

(1) β-阻滞剂：β-阻滞剂是 LQT2 患者药物第一选择。然而复发率高于 LQT1 患者，所以联合应用美西律和(或)异搏定常属必要(Schwartz,2001)。

(2) 钾盐的补充：因为钾通道(IKr)缺陷是 LQT2 综合征的重要原因之一，IKr 对细胞外钾水平很敏感，故被认为细胞外钾水平在 LQT2 发病上起到重要的作用。临床实践口服钾达4.5~5.0 可纠正 LQT2 患者的心室复极异常（Compton SJ、Lux R 等,1996)。新近Etheridge 等(2003)表明长期口服钾盐可以改进 LQT2 患者的复极异常。Tan 等(1999) 报道静脉给药对 LQT2 患者的 TdP 尤其有效。

(3) 心脏起搏器：间歇-依赖性 QT 间期延长和诱发 TdP 的短-长-短顺序可见于先天性与后天获得性长 QT 综合征患者。最近 Wild 等(2004)认为间歇-依赖性扭转型室速更多见于 LQT2 患者，所以长期起搏器治疗在预防 LQT2 患者 TdP 发作更具有价值。注意心房起搏导致心房脉冲(Ap)- R 波明显延长而使起搏频率下降者不宜采用AAIR 起搏模式（Zhou JT 等，2004)。

(4) 心脏复律除颤器（ICD)：ICD 的适应证与 LQT1 患者相似。

3. LQT3

(1) β-阻滞剂：国际 LQTS 注册资料指出β-阻滞剂对 LQT3 患者的治疗效果比 LQT1 和 LQT2 患者差。Shimizu 与 Antzelevitch (2000) 实验指出 β-阻滞剂对 LQT3 患者不仅没有起到保护作用，而且可能有害。

(2) IB 钠通道阻滞剂（美西律，氟卡胺)：已经报道有关钠离子通道阻滞剂如美西律和氟卡胺可有利于 LQT3 患者。美西律可显著缩短红霉素引起的动作电位时程的延长,并可消除早期后除极的出现。

临床和实验提示美西律(钠通道阻滞剂)缩短 LQT3 综合征的 QT 间期比 LQT1 或 LQT2 综合征更有效 (Shimizu 和 Antzelevitch 1997)。这些资料鼓励我们把美西律作为 LQT3 患者的一线药物使用。然而新近又有抗药的报道,所以在目前的情况下,把美西律作为 β-阻滞剂的辅助治疗较为适宜。Benhorin 等(2000)在 8 例无症状的 SCN5A 基因携带者中,观察到氟卡胺 75~150 mg,一天两次,使 QTc 间期明显缩短 (517ms ± 45→468ms ±36)。Priori 等(2000)则报道氟卡胺可使 LQT3 综合征转变为 Brugada 综合征,故认为不宜用于LQT3 患者,除非是特异性 SCN5A 基因突变者。

(3) 心脏起搏器:Schwartz 等(1995)指出在运动后心率加快可缩短 QT 间期,已观察到 LQT3 患者比 LQT1 或 LQT2 患者更有效,所以认为起搏器是 LQT3 患者的特效治疗。

(4)ICD:Zareba 等(1998)认为 LQT3 患者发生致死性心脏事件高于 LQT1 或 LQT2 患者,所以 ICD 较常用于曾有过心脏骤停复苏病史的 LQT3 患者。

4. LQT4–8

这方面的患者很少,有关基因特异治疗与处理尚属未知。通常可采用 β-阻滞剂。ICD 仅适用于对 β-阻滞剂疗效不好而出现心脏骤停或反复昏厥的患者。由于基因的特征,LQT1 和 LQT2 患者的治疗方法可分别用于 LQT5 和 LQT6 的患者。

5. 基因不明的 LQTS 治疗

约有 30%~50% 的 LQTS 患者基因不明,他们的一线治疗是 β-阻滞剂。采用肾上腺素测定对基因类型的预测颇有价值。

六、无症状长 QT 综合征患者的治疗

因为 30%~40%心脏猝死属于首发症状,而且无法预测那些无症状患者会或不会出现心脏事件(昏厥或心脏猝死),故通常建议把 40 岁以下的无症状患者列为长期治疗的对象。虽然通常是在儿童时期发病,但晚期(年龄 > 50)发病的存在不能除外而加强了对无症状患者积极治疗的理念。也有人推荐无症状 LQTS 伴有先天性耳聋,QTc > 600 ms, T 波交替,新生儿或婴儿,或患者家属有猝死发生者均必须采取治疗。

七、对患者的教育

医师有责任向先天性长 QT 综合征的患者说明积极预防发生心脏猝死的重要性,必须听从医师指导,永远坚持服用β-受体阻滞剂和其他相关治疗的意见。必须让患者了解 β-受体阻滞剂在预防 TdP 引起昏厥发作的重大意义。Rashba 等(1998) 发现 LQTS 患者产后 40 周内的心脏事件的危险性远比怀孕前和怀孕中40周更大;长 QT 综合征患者中的 10%先证者于产后期间会出现首次心脏事件。最近 Khositseth 等 (2004) 明确指出 LQT2 综合征患者产后 20 周内发生心脏事件的概率(16%,13/80 例)远比 LQT1 更高(<1%,1/103 例),应引起高度注意(Rubart,2004)。

八、家族成员的普查

患有长 QT 综合征 2 型父母的每个孩子都具有 50%遗传基因的概率。每个先证

者的全部家庭成员必须接受 ECG 等检查。一位扭转型室速或心脏猝死患者的家族成员查出具有 QTc 间期延长和 T 波异常，表明这个家族具有长 QT 综合征的遗传基因。虽然已能作基因检查,但目前仍不能成为常规普查的工作，因为临床诊断为 LQTS 中仅约 60%可能作出基因分型。而且，阴性结果尚不能完全排除携带长 QT 基因的可能性。先证者和家族成员进行 ECG 检测对基因的分型,可简化基因检查的早期实验室工作。

第　十　章
LQTS 治疗的流程图解

Chiang(2004)复习文献,对先天性和后天性长 QT 综合征-尖端扭转型心室性心动过速紧急处理与长期治疗总结为一个流程图(图 66),可供临床医师参考。一

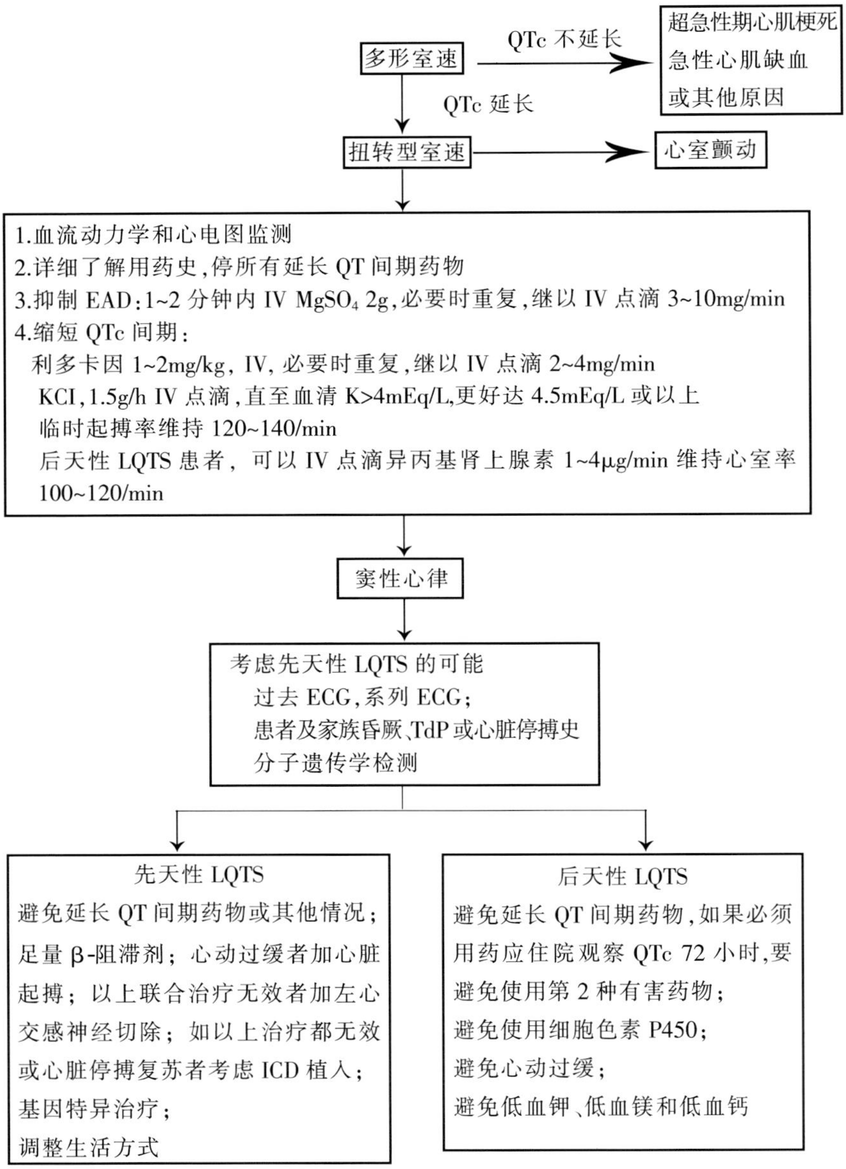

图 66 长 QT 综合征的治疗流程图解。

旦遇见多形性室性心动过速,第一步是在心动过速前后的窦律期间立刻检测 QTc 间期,因为这个数值可非常重要地影响治疗对策。一旦出现窦性心律,就应积极做出是否属于先天性 LQTS 的诊断。

参考文献

(按照作者姓名英语字母排序,同一作者按发表年份排序)

Abbott GW,Sesti F, Splawski I,et al. 1999. MiRP1 form IKr potassium channel with HERG and is associated with cardiac arrhythmia. Cell 97:175–187

Aiba T, Shimizu W, Inagaki M, et al. 2005. Cellular and ionic mechanism for drug-induced long -QT syndrome and effectiveness of verapamil. J Am Coll Cardiol, 45:300–307

Ali RH, Zareba W, Moss A, et al. 2000. Clinical and genetic variables associated with acute arousal and nonarousal cardiac events among subject with long QT syndrome. Am J cardiol,85: 457- 461

Antzelevitch C. 2002. Sympathetic moderation of the long QT syndrome. Eur Heart J, 23:1246

Antzelevitch C. 2004. Molecular genetics of arrhythmias and cardiovascular conditions associated with arrhythmias. Heart Rhythm 1(Issue 5C),42C–56C

Antzelevitch C. 2007. Heterogeneity and cardiac arrhythmias: A overview. Heart Rhythm 4:964–972.

Antzelevitch C. 2007. Ionic, molecular and cellular bases of QT -interval prolongation and torsade de pointes. EUROPACE Sep ; 9 Suppl 4,iv 4–15

Bailie DS,Inoue H,Ben -David J,Zipes DP. 1988. Magnesium suppression of early aqfterdepolarization and ventricular tachy - arrhythmias induced by cesium in dogs. Circulation,77:1395–1402

Bando S, Yamamoto H, Nishikado A, et al. 1990. Effect of magnesium sulfate on ventricular refractoriness and its efficacy for torsade de pointes. Tokushima J Exp Med , 37:69–73

Bazette HXC. 1920. Analysis of the time–relation of electrocardiograms. Heart,7: 353–370

Bednar MM, Harringan EP, Anziano RJ, et al. 2001. The QT interval. Prog Cardiovasc Dis,43:1–45

Beladinelli L, Shryock JC, Wu L, Song Y. 2005. Use of preclinical assays to predict risk of drug -induced torsade de pointes. Heart Rhthm,2:S16–S22

Ben-david J, Zipes DP. 1988. Differential response to right and left ansae subclaviae stimulation of early afterdepolarizations and ventricular tachycardia induced by cesium in dogs. Circulation,78:1241–1250

Ben–david J, Zipes DP. 1990. α - adrenoceptor stimulation and blockade modulates cesium -induced early afterdepolarizations and ventricular tachyarrhythmias in dogs. Circulation,82:225–233

Benhorin J, Taub R, Goldmit M, et al. 2000. Effects of flecainide in patients with new SCN5A mutation: mutation-specific therapy for long QT syndrome? Circulation,101: 1698–1706

Camm AJ, Janse MJ, Roden DM, et al. 2000. Congenital and acquired long QT syndrome, Europ Heart J, 21:1232–1237

Camm AJ,Malik M,YapYG. 2004. Acquired long QT syndrome. UK, Blackwell Future, P: 8–23

Chiang CE,2004. Congenital and acquired long QT syndrome: Current concept and management. Cardiology Review,12: 222–234

Chinushi M,Sugiura H,Komura S,et al. 2005. Effcts of intravenous magnesium in prolonged QT interval model polymorphic ventricular tachycardia focus on transmural ventricular repolarization. Pacing Clin Electrophysiol,28:844–850

Compton SJ, Lux RL, Ramsey MR, et al. 1996. Genetically defined therapy of inherited long QT syndrome. Correction of abnormal repolarization by potassium. Circulation,94: 108–122

Coumel P, Leclercq J–F. 1984. Torsade de Pointes in Josephson MK, Wellens HJJ (Eds). Tachycardias: mechanisms, Diagnosis and Treatment. Philadelphia, LEA & FEBIGER, P: 325–352

崔长琮. 2001. 重视对心脏性猝死和长QT综合征的研究. 中华心律失常杂志 ,5:5

崔长琮. 2007. 心电图各波形成的细胞电生理和离子流机制. 中国心电学论坛, 2007

Curtis MJ. 1991. Torsade de pointes: arrhythmia syndrome or chimera? A perspective in the light of the Lambeth Conventions. Cardiovasc Drugs, 5:191–200

Dorostkar PC,Eldar M,Belhassen B,et al. 1999. Long–term follow–up of patients with long QT syndrome treated with beta–blockers and continuous pacing. Circulation, 100: 2431

Duggal P,Vesely MR, Wattanasirichai D,et al. 1988. Mutations of the gene for IsK associated with both Jervell and Lange-Nielsen and Romano-Ward syndrome. Circulation, 97:142–146

Eggeling T, Osterhues HH, Hoeher M, et al. 1992. Value of Holter monitoring in patients with the long QT syndrome. Cardiology, 81(2–3):107–114

Eldar M,Griffin JC,van Hare. et al. 1992. Combined use of beta-adrenergic and long-term cardiac pacing with long QT syndrome. J Am Coll Coll, 20:80– 87

El-Sherif N, Bekheit SS,Henkin R. 1989. Quinidine-induced long QTU syndrome and torsade de pointes: Role of bradycardia-dependent early afterdepolarizations. J Am Coll Cardiol, 14: 252–257

El-Sherif N,Caref EB, Chinushi M, Restivo M. 1999. Mechanism of arrhythmogenicity of the short–long cardiac sequence that procedes ventricular tachyarrhythmias in the long QT syndrome. J Am Coll Cardiol, 33: 1415–1423

El- Sherif N, Turrito G. 1999. The long QT syndrome & Torsade de Pointes. PACE 22 (Pt I), 91–111

Fernandez D, Ghanta A,Kauffman GW, Sanguinetti MC. 2004. physiological features of the HERG channel drugs binding site. J Biol Chem, 279: 10120–10127

Fitzgerald PT, Ackerman MJ. 2005. Drug-induced torsade de pointes: the evolving role of pharmacogenetics. Heart Rhythm, 2: S30–37

Grant AO. 2001. Molecular biology of

sodium channels and their role in cardiac arrhythmias. Am J Med,110: 296–305

Hampton CT. 2003. Long QT syndrome: More common than you thought, Clinical reviews, 13 (1)

胡大一,李翠兰,王乐信,等. 2002. 经胸腔镜行左侧心交感神经切除术治疗长 QT 综合征. 中国心脏起搏与心电生理,16:174

Jackman WM, Clark M, Friday KJ, et al. 1984.Ventricular tachyarrhythmias in the long QT syndrome. Med Clin North Am, 68: 1079–1105

Jackman WM, Friday KJ, Anderson JL, et al. 1988. The long QT syndromes, A critical review, new clinical observations and a unifying hypothesis. Prog Cardiovasc Dis , 31:115–172

Jackman WM, Szabo B, Friday KJ, et al. 1990. Ventricular arrhythmias related to early afterdepolarizations and triggered firing: Relationship to QT interval prolongation and potential therapeutic role for calcium channel blocking agents. J Cardiovasc Electrophysiol ,1:170–195

Jiang C, Atkinson DL , Towbin JA, et al . 1994. Two long QT syndrome loci map to chromosomes 3 and 7 with evidence for further heterogeneity. Nat Genet, 8: 141–147

康瑜,章隆泉,张琪,等. 2006. 起搏治疗遗传性长 QT 综合征 23 例. 国际心血管病杂志,33:349–351

Kannankeril PJ, Roden DM, Norris KJ, et al. 2005. Genetic susceptibility to acquired long QT syndrome: Pharmacologic challenge in first-degree relatives. Heart Rhythm, 2:34–40

Kass RS, Moss AJ. 2003. Long QT syndrome: Novel insights into the mechanisms of cardiac arrhythmias, J Clin Invest, 112: 810–815

Kaufman ES. 2003. Saving lives in congenital long QT syndrome: Who benefits from implantable cardioverter defibrillator therapy? J Cardiovasc Electrophysiol, 14: 342–343

Kawakami K, Nagatomo T, Abe H, et al. 2006. Comparison of HERG channel blocking effects of various beta -blockers -implication for clinical strategy. Br J Pharmacol, 147: 642–652

Keating MT, Atkinson DL, Dunn C, et al. 1991. Linkage of a cardiac arrhythmia, long QT syndrome, and the Harvey ras -1 gene. Science, 252:704 –706

Khan IA. 2002. Long QT syndrome: Diagnosis and management, Am Heart J, 143: 7– 14

Khositseth A, Tester DJ, Will ML, et al. 2004. Identification of a common genetic substrate underlying postpartum cardiac events in congenital long QT syndrome. Heart Rhythm, 1: 60–64

Krikler DM, Curry PV. 1976. Torsade de pointes, An atypical ventricular tachycardia. Br Heart J, 38: 117–120

Lankipalli RS, Zhu T, Guo D, Yan GX. 2005. Mechanisms underlying arrhyth - mogenesis in long QT syndrome J Elec - trocardiol, 38:69–73

Lazzara R . 1989. Amiodarone and tors-ade de pointes. Ann Inter Med,111: 549–551

Leenhardt A,Coumel P,Slama R. 1992. Torsades de Pointes. J Cardiovasc Electrophysiol, 3:282–292

Lehtonen A, Fodstad H, Laitinen - Forsblom P, et al. 2007. Further evidence of inherited long QT syndrome gene mutations in antiarrhythmic drug -associated torsades de pointes. Heart Rhythm, 4:603–607

李翠兰, 胡大一. 2003. 长 QT 综合征的危险分层. 中国心血管病研究杂志, 1(1): 66–70

李翠兰, 胡大一, 周金台. 2003. 心脏起搏器治疗长 QT 综合征及其疗效评价. 中国心脏起搏与心电生理杂志, 17:15–18

Li C,Hu D,Qin X,et al. 2004. Clinical features and management of congenital long QT syndrome: A report of 54 patients from national registry. Heart Vessels, 19 (1): 38–42

李翠兰. 2004. 心脏离子通道病. 恶性心律失常治疗进展国际研讨会,3 月,P:25–29

李翠兰,胡大一,李运田,等. 2004. 76 个长 QT 综合征先证者临床特征与治疗情况研究. 中国心脏起搏与心电生理杂志, 18: 414–418

李翠兰,张莉,胡大一,等. 2004. 85 例中国人长 QT 综合征先证者的临床特征及有关基因突变研究现状. 中国心律失常杂志, 8:328–334

李翠兰,胡大一,王吉云,等. 2006. 左心交感神经切除术治疗长 QT 综合征 11 例随访.中国心脏起搏与心电生理, 20:21–24

刘金秋,杨延宗. 2008. 先天性长 QT 综合征研究进展. 见主编:胡大一,郭继鸿. 中国心律学. 2008. 北京: 人民卫生出版社 , 495–499

Liu W, Yang J, Hu D, et al. 2002. KCNQ1 and KCNH2 mutations associated with long QT syndrome in a Chinese population. Hum Mutat, 20:475–476

Locati EH,Maison-Blanche P, Dejode P, et al. 1995. Spontaneous sequences of onset of torsade de pointes in patients with acquired prolonged repolalization: Quantitative analy-sis of Holter recordings. J Am Coll Cardiol, 25:1564–1575

Medeiros -Domingo A, Kaku T, Tester DJ,et al. 2007. SCN4B -Encoded Sodium Channel β4 Subunit in Congenital Long-QT Syndrome.Circulation 116(2): 134–142

Moss AJ, Liu JE, Gottlieb S, et al. 1991. Efficacy of permanent pacing in the management of high -risk patients with long QT syndrome. Circulation, 84: 1524–1529

Moss AJ, Schwartz PJ, Crampton RS, et al. 1991. The long QT syndrome: prospective longitudinal study of 328 families. Circu-lation, 97: 2237–2244

Moss AJ, Zareba W, Wall WJ, et al. 2000. Effectiveness and limitations of beta-blocker therapy in congenital long -QT syndrome. Circulation, 101:616–623

Moss AJ, Kass RS. 2005. Long QT syndrome: from channels to cardiac arrhythmias. J Clin Invest, 115: 2018–2024

Moss AJ, Schwartz PJ. 2005. 25th Anniversary of the international long QT syndrome registry. Circulation, 111:1199 – 1201

Napolitano C, Schwartz PJ, Brown AM, et al. 2000. Evidence for a cardiac ion channel mutation underlying drug-induced QT prolon-gation and life - threatening arrhythmias. J Cardiaovasc Electrophysiol, 11:691–696.

Noda T, Shimizu W, Satomi K, et al. 2004. Classification and mechanism of Torsade de Pointes initiation in patients with congenital long QT syndrome. European Heart J, 25(23): 2149–2154

Plaster NM, Tawil R, Tristani-Firouzi M, et al. 2001. Mutations in Kir 2.1 cause the developmental and episodic electrical phenotype of Anderson ´s syndrome. Cell , 105:511–519

Priori SG,Napolitano C,Schwartz PJ, et al. 2002. The elusive between LQT3 and Brugada syndrome: the role of flecainide challenge. Circulation,102: 945–947

Priori SG, Schwartz PJ, Napolitani C, et al. 2003. Risk stratification in the long QT syndrome. N Eng J Med, 348:1866–1874

Rashba EJ, Za AL, Moss AJ, et al. 1998. Influence of pregnancy on the risk for cardiac events in patients with hereditary long QT syndrome: LQTS Investigators. Circulation, 97:451–456

Remme CA,Bezzina CR. 2007. Genetic modulation of cardiac repolarization reserve. Heart Rhythm, 4:608–609

Roden DM, Lazzara R, Rosen M, et al. 1996. Multiple mechanism in long QT syndrome. Current knowledge, gaps, and future directions.The SADS foundation Task Fource on LQTS. Circulation, 94:1996–2012

Roden DM. 1998. Taking the "idio" out of "idiosyncratic": predicting tosades de pointes. Pacing Clin Electrophysiol, 21: 1029–1034

Roden DM, Viswanathan PC. 2005. Genetics acquired long QT syndrome. J Clin Invest, 2025– 2032

Rogiers P,Vermeier W,Kesteloot H, Stroobandt H. 1989. Effect of the of magnesium sulfate during atrial pacing on ECG intervals, serum electrolyte and blood pressure, Amer Heart J, 117: 1278–1283

Rosenbaum MB, Acunzo RS. 1991. Pseudo 2:1 atrioventricular block and T wave alternans in the long QT syndrome. J Am Coll Cardiol, 18: 1363–1366

Rubart M. C. 2004. Congenital long QT syndrome,. Heart Rhythm,1: 65–66

Sanguinetti MC,Jiang C,Curran ME,et al. 1995. A mechanistic link between an inherited and an acquired cardiac arrhythmia: HERG encodes the IKr potassium channel. Cell, 81:229–307

Sanguinetti MC,Curran ME, Zou A,et al. 1996. Coassembly of K(V)LQT1 and minK (IsK)proteins to form cardiac I (Ks) potassium channel. Nature, 384:80–83

Schott JJ, Charpentier F, Peltier S, et al. 1995. Mapping of a gene for long QT syndrome to chromosome 4q25–27. Am J Human genet, 57: 1114–1122

Schulze–Bahr E, Haverkamp W, Funke H. 1995. The long QT syndrome. N Eng J Med; 333:1783–1784

Schulze-Bahr E, Haverkamp W, Wedekind H, Borggrefe M. 1997. Do mutations in cardiac ion channel genes predispose to drug -induced (acqiuired) long QT syndrome? Circulation, 96(Suppl.I): (Abstract): I–211

Schwartz PJ. 1985. Idiopathic long QT syndrome: Progress and questions. Am H J 109: 399– 409

Schwartz PJ, Moss AJ, Vincent GM, Crampton RS. 1993. Diagnostic criteria for the long QT syndrome:An update. Circulation 88:782–784

Schwartz PJ. Locati EH, Napolitano C,

Priori SG. 1995. The long QT syndrome. In Zipes DP, Jalife J, eds. Cardiac Electro - physiology: From Cell to Bedside. Philadephia, WB Saunders Co; 788–811

Schwartz PJ,Priori SG, Locati WH, et al. 1995. Long QT syndrome patients with mutations of the SCN5A and HERG genes have differential responses to Na^+ channel blockade and to increases in heart rate: implications for gene-specific therapy. Circulation, 92: 3381–3388

Schwartz PJ, Priori SG,Spazzolini C,et al. 2001. Genotype-phenotype correlation in the long QT syndrome: gene-specific triggers for the life-threatening arrhythmias. Circulation,103: 89–95

Schwartz PJ, Priori SG, Cerrone M, et al. 2004. Left cardiac sympathetic denervation in the management of high-risk patients affected by the long QT syndrome. Circulation 109:1826–1833

Schwartz PJ. 2006. The congenital long QT syndrome from genotype to Phenotype: Clinical implications. J Internal Med, 259: 39–47

Scott WA, Dick M: 1987. Two: one atrioventricular block in infants with congenital long QT syndrome. Am J Cardiol , 60: 1409–1410

Shimizu W,Ohe T, Kurita T, et al. 1991. Early afterdepolarization induced by isoproterenol in patients with congenital long QT syndrome. Circulation, 84:1915–1923

Shimizu W, Ohe T, Kurita T, et al. 1994. Epinephrine-induced ventricular premature complexes due to early afterdepolarizations and effects of veripamil anf propranolol in a patient with congenital long QT syndrome. J Cardiovasc Electrophysiol,5:438–444

Shimizu W,Antzelevitch C. 1997. Sodium channel block with mexiletine is effective in reducing dispersion of repolarization and preventing Torsade de Pointes in LQT2 and LQT3 models of long QT syndrome. Circulation,96: 2038–2047

Shimizu W, Antzelevich C. 1998. Cellular basis for the ECG features of the LQT1 form of Long-QT syndrome. Circulation ,98: 2314–2322

Shimizu W, Anzelevitch C. 1999. Cellular and ionic basis for T-wave alternans under long QT conditions. Circulation, 99: 1499–1507

Shimizu W, Antezelevitch C. 2000. Differential effects of beta-adrenergic agostics and antagostics in LQT1, LQT2, and LQT3 models of long QT syndrome. J Amer Coll Cardiol, 35:778–787

Shimizu W, Antzelevitch C. 2000. Effect of K (+) channel opener to reduce transmural dispersion of repolarization and prevent torsade de pointes in LQT1, LQT2 and LQT3 models of long QT syndrome. Circulation,102:706–712

Shimizu W, Noda T, Takaki H, et al. 2001. Diagnostic value of epinephrine test for the genotyping for LQT1, LQT2 and LQT3 forms of congenital long QT syndrome. Heart Rhythm, 1:276–283

Shimizu M,Ino H,Okeie K, et al. 2002. T-peak to T- end interval may be a better predictor of high-risk patients with hypertrophic cardiomyopathy associated with a cardiac troponin 1 mutation than dispersion. Clin

Cardiol, 25(7): 335–339

Shimizu W. 2005. The long QT syndrome: Therapeutic implications of a genetic diagnosis. Cardiovasc Res, 67: 347–356

Somberg JC, Cao W, Cvetanovic I, et al. 2005. The effect of magnesium sulfate on action potential duration. Am J Ther, 12: 218–222

Splawski I,Timothy KW,Vincent GM, et al. 1997. Long QT syndrome: from channels to cardiac arrhythmias. J Clin Invest, 115: 2018–2024

Splawski I,Timothy KW,Tateyama M,et al. 2002. Variant of SCN5A sodium channel implicated in risk of cardiac arrhythmia. Science, 297:1333–1336

Splawski I, Timothy KW, Shavpe LM, et al. 2004. Cav 1.2 calcium channel dysfunction causes a multisystem disorder including arrhythmia and autism. Cell, 119:19–31

Surawicz B. 1989. Electrophysiologic substrate of torsade de pointes: Dispersion of repolarization or Early afterdepolarization. J Am Coll Cardiol,14:172–184

Swan H, Viitasaqla M, Piippo K, et al. 1999. Sinus node function during exercise stress test in Long QT syndromes with KvLQT1 and HERG potassium channel defects. J Am Coll Cardiol, 34:823–829

Takagi M, Yoshikawa J T. 2003. T Wave Alternans and Ventricular Tachyarrhythmia Risk Stratification: A review. Indian Pacing Electrophysiol J, 3(2): 67–73

Takenaka K, Tomohiko A, Shimizu W, et al. 2003. Exercise Stress Test amplifies Genotype-Phenotype correlation in the LQT1 and LQT2 forms of the long-QT syndrome. Circulation, 107:838

Tanel RE, Triedman JK, Walsh EP, et al.1997. High-rate atial pacing as an innovative bridging therapy in a neonate with congenital long QT syndrome. J Cardiovasc Elecphysiol ,8:812–817

Topilski I, Rogowski Q,Rosso R,et al. 2007. The morphology of the QT interval predicts torsede de pointes during acquired bradycardia. J Am coll Caidiol, 49:320–328

Towbin JA,Li H,Taggart T, et al. 1994. Evidence of genetic heterogeneity in Romano-Ward syndrome: analysis of 23 families. Circulation, 90: 2635–2644

Towbin JA, Vatta M. 2001. Molecular biology and prolonged QT syndrome, Am J Med, 110:385–398

Tristani-Firouzi M, Chen J,Mitcheson JS, Sanguinetti MC. 2001. Molecular biology in cardiac arrhythmias. Am J Med, 110: 50–59

Tzivoni D, Keten A, Banai S, Stern S. 1991. Terminology of torsade de pointes. Cardiovasc Drugs Ther, 5:505–507

Van Hare GF, Franz MR, Roge C, 1990. Scheinman MM: Persistent functional atrioventricular block in two patients with prolonged QT intervals: Elucidation of mechanism of block. PACE ,13: 608–618

Vatta M, Ackerman MJ ,Ye B, et al. 2006. Mutant caveolin-3 induces persistent late sodium current and is associated with long-QT syndrome. Circulation.114 :2104–2112

Vaughan Williams EM. 1970. The experimental basis for the choice of an antiarrhythmic drug. Adv Cardiol, 4:275–289

Vincent GM, Tomothy KW, Leppert M, Keating M. 1992. The spectrum of symptoms and QT in the carriers of the gene for the long QT syndrome. N Engl J Med, 327:846–852

Vincent GM. 1998. The molecular genetics of the long QT syndrome: Genes causing fainting and sudden death. Annu Rev Med, 49: 263–274

Vincent GM, Timothy K,Zhang L. 2002. Congenital long QT syndrome. Cardiac Electrophysiol Review, 6:57–60

Viskin S, Alla SR, Barron HV, et al. 1996. Mode of onset of Torsade de Pointes in congenital long QT syndrome. J Am Coll Cardiol, 28:1262–1268

Viskin S, Fish R, Roth A. Copperman Y. 1998. Prevention of torsade de pointes in the congenital long QT syndrome: Use of a pause –prevention pacing algorithm. Heart, 79:417–419

Viskin S. 1999. Long QT syndrome and torsade de pointes. Lancet, 354: 1625–1633

Viskin S. 2000. Cardiac pacing in the long QT syndrome: Review of available data and practical recommendations. J cardiovasc Elecphysiol,11: 593–600

Viskin S, Justo D,Halkin A,Zeltser D. 2003. Long QT syndrome caused by noncardiac drugs. Prog Cardiavasc Dis, 45:(5):415–427

Wang L. 2003. Congenital long QT syndrome: 50 years of electrophysiological research from cell to bedside. Acta Cardiol, 58(2):133–138

Wang Q,Chen S,Chen Q,et al. 2004. The common SCN5A mutation R1193Q causes LQTS-type electrophysiological alterations of cardiac sodium channel. J Med Genet, 41:66

Wang Q, Current ME, Splawski et al. 1996. Positional cloning of a novel potassium channel gene: KVLQT1 mutations cause cardiac arrhythmias. Nat Genet,12:17–23

王擎,张贤钦,任翔. 2004. 心律失常的分子遗传学进展:从基因到疾病的诊断和治疗. 中华心律失常学杂志,8:350–359

Wang Q, Chen S, Chen Q, et al. 2004. The common SCN5A mutation R1193Q causes LQTS -type electrophysiological alterations of cardiac sodium channel. J Med Genet 41:66.

Wild AA, Bardai A, Tan HL, et al. 2004. A genotype-specific mode of onset of Torsade de Pointes in the congenital long QT syndrome: relevance for therapy strategies. Circulation,110:11I–622(Abstract)

Wild AAM, Jongbloed RJE, Doevendans PA,et al. 1999. Auditory stimuli as a trigger for arrhythmic events differentiate HERG-related (LQT2)patients from KVLQT1-related patients (LQT1). J Am Coll Cardiol, 33:327–332

Yamaguchi M, Shimizu M, Ino H, et al. 2003. Tpeak to end interval and QT dispersion in acquired long QT syndrome. New index for arrhythmogenicity. Clin Science (London),105:671–676

Yan GX,Wu Y,Liu T, et al. 2001. Phase 2 early afterdepolarization as a trigger of polymorphic ventricular tachycardia in acquired long-QT syndrome. Circulation, 103: 2851–2862

Yong S,Tian X,Wang Q. 2003. LQT4 Gene: The "missing" Ankyrin. Molecular

Interventions, 3:131–136

Zareba W,Benhorin J, et al. 1995. ECG -wave patterns in genetically distinct forms of the hereditary long QT syndrome. Circulation, 92:2992–2934

Zareba W,MossAJ, Daubert JP, et al. 2003. Implantable cardioverter defibrillator in high -risk long QT syndrome patients. J Cardiovasc Electrophysiol, 14:337–341

Zipes DP. 2004. Mechanisms of clinical arrhythmias. Heart Rhythm,1 (Issue 5C): 4C–18C

张爱峰，王东琦，舒娟，等. 2006. LQT2 模型尖端扭转型室性心动过速的发生机制. 中国心脏起搏与心电生理杂志 ,20:247–250

Zhang L, Timothy KW, Vincent GM, et al. 2000. The spectrum of ST-T wave patterns and repolarization parameters in congenital long -QT syndrome: ECG findings identify genotype. Circulation,102: 2849–2855

张莉，崔长琮，Vicent. 2001. 利用常规心电图鉴别长 QT 综合征的基因分型. 中华心律失常杂志,5:27–29

张莉，Vincent GM. 2004. 离子通道病的临床心电图及遗传学与离子流相关的研究现状. 中华心律失常杂志,8:345–49

郑良荣，周金台，赵娟.1992. 早期后除极与氯化铯引起的室性心律失常.中华心血管杂志,20:369–371

Zheng LR, Zhou JT. 1993. Effect of the magnesium on the early afterdepolarization and ventriculasr arrhythmias induced by cesium. PACE, 16:Pt1615

周金台. 1985. 人工心脏起搏在危及生命的心律失常患者中的应用价值. 实用内科杂志, 5:555–447

周金台，郑良荣，刘维宇,等. 1991. 肾上腺素及心房起搏对家族性长 QTC 综合征的心电图影响. 起搏与心脏, 5:189–191

Zhou JT, Zheng LR, Liu WY. 1992. Role of early afterdepolarizations in familial long QTU syndrome and torsade de pointes. PACE ,15: 2164–2168

周金台，郑良荣，刘维宇,等. 1992. 早期后除极与家族性长 QTU 综合征伴扭转室速的关系. 中华医学杂志,72:108–189

周金台，郑良荣，刘维宇, 等. 1993. 家族性长 QTU 综合征伴发扭转室速的电生理机制与电药理评价. 临床心电图学杂志, 2:57–59

周金台，郑良荣. 1994. 早期后除极与室性心律失常. 见主编: 石毓澍、陈新、周金台. 心脏电生理学进展.北京：中国科技出版社，213–330

周金台，万征，王志毅，等. 2002. Romano-Ward 综合征患者及其家族 12 年的随访. 中华医学会心电生理和起搏分会第五次学术双年会论文集, 第 350 页.

周金台. 2002. 单相动作电位记录对触发性心律失常的临床研究. 心电学杂志, 21：101–106

周金台，李琼，王志毅，等. 2004. 先天性长 QT 综合征 AAIR 起搏并发文氏传导伴交叉感知一例. 中国心脏起搏与电生理杂志,18 (6): 493

Zhou JT,Wan Z,Wang ZY. 2004. 12 -year follow-up of a patient with Romano-Ward syndrome and TdP and her family. PACE, 26 (Part II): S165

Vincent GM, Tomothy KW, Leppert M, Keating M. 1992. The spectrum of symptoms and QT in the carriers of the gene for the long QT syndrome. N Engl J Med, 327:846–852

Vincent GM. 1998. The molecular genetics of the long QT syndrome: Genes causing fainting and sudden death. Annu Rev Med, 49: 263–274

Vincent GM, Timothy K,Zhang L. 2002. Congenital long QT syndrome. Cardiac Electrophysiol Review, 6:57–60

Viskin S, Alla SR, Barron HV, et al. 1996. Mode of onset of Torsade de Pointes in congenital long QT syndrome. J Am Coll Cardiol, 28:1262–1268

Viskin S, Fish R, Roth A. Copperman Y. 1998. Prevention of torsade de pointes in the congenital long QT syndrome: Use of a pause –prevention pacing algorithm. Heart, 79:417–419

Viskin S. 1999. Long QT syndrome and torsade de pointes. Lancet, 354: 1625–1633

Viskin S. 2000. Cardiac pacing in the long QT syndrome: Review of available data and practical recommendations. J cardiovasc Elecphysiol,11: 593–600

Viskin S, Justo D,Halkin A,Zeltser D. 2003. Long QT syndrome caused by noncardiac drugs. Prog Cardiavasc Dis, 45:(5):415–427

Wang L. 2003. Congenital long QT syndrome: 50 years of electrophysiological research from cell to bedside. Acta Cardiol, 58(2):133–138

Wang Q,Chen S,Chen Q,et al. 2004. The common SCN5A mutation R1193Q causes LQTS-type electrophysiological alterations of cardiac sodium channel. J Med Genet, 41:66

Wang Q, Current ME, Splawski et al. 1996. Positional cloning of a novel potassium channel gene: KVLQT1 mutations cause cardiac arrhythmias. Nat Genet,12:17–23

王擎,张贤钦,任翔. 2004. 心律失常的分子遗传学进展:从基因到疾病的诊断和治疗. 中华心律失常学杂志,8:350–359

Wang Q, Chen S, Chen Q, et al. 2004. The common SCN5A mutation R1193Q causes LQTS -type electrophysiological alterations of cardiac sodium channel. J Med Genet 41:66.

Wild AA, Bardai A, Tan HL, et al. 2004. A genotype-specific mode of onset of Torsade de Pointes in the congenital long QT syndrome: relevance for therapy strategies. Circulation,110:11I–622(Abstract)

Wild AAM, Jongbloed RJE, Doevendans PA,et al. 1999. Auditory stimuli as a trigger for arrhythmic events differentiate HERG-related (LQT2)patients from KVLQT1-related patients (LQT1). J Am Coll Cardiol, 33:327–332

Yamaguchi M, Shimizu M, Ino H, et al. 2003. Tpeak to end interval and QT dispersion in acquired long QT syndrome. New index for arrhythmogenicity. Clin Science (London),105:671–676

Yan GX,Wu Y,Liu T, et al. 2001. Phase 2 early afterdepolarization as a trigger of polymorphic ventricular tachycardia in acquired long-QT syndrome. Circulation, 103: 2851–2862

Yong S,Tian X,Wang Q. 2003. LQT4 Gene: The "missing" Ankyrin. Molecular

Interventions, 3:131–136

Zareba W,Benhorin J, et al. 1995. ECG -wave patterns in genetically distinct forms of the hereditary long QT syndrome. Circulation, 92:2992–2934

Zareba W,MossAJ, Daubert JP, et al. 2003. Implantable cardioverter defibrillator in high -risk long QT syndrome patients. J Cardiovasc Electrophysiol, 14:337–341

Zipes DP. 2004. Mechanisms of clinical arrhythmias. Heart Rhythm,1(Issue 5C): 4C–18C

张爱峰，王东琦，舒娟，等. 2006. LQT2 模型尖端扭转型室性心动过速的发生机制. 中国心脏起搏与心电生理杂志 ,20:247–250

Zhang L, Timothy KW, Vincent GM, et al. 2000. The spectrum of ST-T wave patterns and repolarization parameters in congenital long -QT syndrome: ECG findings identify genotype. Circulation,102: 2849–2855

张莉，崔长琮，Vicent. 2001. 利用常规心电图鉴别长 QT 综合征的基因分型. 中华心律失常杂志,5:27–29

张莉，Vincent GM. 2004. 离子通道病的临床心电图及遗传学与离子流相关的研究现状. 中华心律失常杂志,8:345–49

郑良荣，周金台，赵娟.1992. 早期后除极与氯化铯引起的室性心律失常.中华心血管杂志,20:369–371

Zheng LR, Zhou JT. 1993. Effect of the magnesium on the early afterdepolarization and ventriculasr arrhythmias induced by cesium. PACE, 16:Pt1615

周金台. 1985. 人工心脏起搏在危及生命的心律失常患者中的应用价值. 实用内科杂志, 5:555–447

周金台，郑良荣，刘维宇,等. 1991. 肾上腺素及心房起搏对家族性长 QTC 综合征的心电图影响. 起搏与心脏, 5:189–191

Zhou JT, Zheng LR, Liu WY. 1992. Role of early afterdepolarizations in familial long QTU syndrome and torsade de pointes. PACE ,15: 2164–2168

周金台，郑良荣，刘维宇,等. 1992. 早期后除极与家族性长 QTU 综合征伴扭转室速的关系. 中华医学杂志,72:108–189

周金台，郑良荣，刘维宇, 等. 1993. 家族性长 QTU 综合征伴发扭转室速的电生理机制与电药理评价. 临床心电图学杂志, 2:57–59

周金台，郑良荣. 1994. 早期后除极与室性心律失常. 见主编: 石毓澍、陈新、周金台. 心脏电生理学进展.北京:中国科技出版社，213–330

周金台，万征，王志毅，等. 2002. Romano-Ward 综合征患者及其家族 12 年的随访. 中华医学会心电生理和起搏分会第五次学术双年会论文集, 第 350 页.

周金台. 2002. 单相动作电位记录对触发性心律失常的临床研究. 心电学杂志, 21: 101–106

周金台，李琼，王志毅，等. 2004. 先天性长 QT 综合征 AAIR 起搏并发文氏传导伴交叉感知一例. 中国心脏起搏与电生理杂志,18(6): 493

Zhou JT,Wan Z,Wang ZY. 2004. 12 -year follow-up of a patient with Romano-Ward syndrome and TdP and her family. PACE, 26 (Part II): S165